看图练视力

1分钟眼部肌肉训练法

◎[日]《健康》编辑部 编著
◎刘兴凯 译
◎邹迎 审校

人民邮电出版社
北京

图书在版编目（CIP）数据

看图练视力 ： 1分钟眼部肌肉训练法 / 《健康》编辑部编著 ； 刘兴凯译. -- 北京 ： 人民邮电出版社, 2025. -- ISBN 978-7-115-65185-3

Ⅰ. R77

中国国家版本馆CIP数据核字第2024AL2665号

内 容 提 要

本书主要讲解如何通过激活眼睛和大脑来改善视力。本书第1部分介绍了利用眼中浮现的“残像”进行的训练，并对其具体方法进行了详细解读；第2部分分析了可以同时锻炼眼睛的“肌肉力量”和“脑力”的“3D插画”及其作用原理；第3部分阐释了能改善眼部症状的“神奇图案”及其相关训练方法；第4部分讲解了能同时提升眼睛和大脑功能的“残像图像”的使用方法；第5部分详解了简单易行的“双重残像”的观看方法。任何想要通过简单训练改善眼部功能的读者都可以从本书内容中获益。

◆ 编　　著　[日]《健康》编辑部
　译　　　　刘兴凯
　责任编辑　刘日红
　责任印制　彭志环

◆ 人民邮电出版社出版发行　　北京市丰台区成寿寺路11号
　邮编　100164　　电子邮件　315@ptpress.com.cn
　网址　https://www.ptpress.com.cn
　北京瑞禾彩色印刷有限公司印刷

◆ 开本：880×1230　1/32
　印张：3　　　　2025年3月第1版
　字数：88千字　　2025年3月北京第1次印刷

著作权合同登记号　图字：01-2024-2278号

定价：35.00元

读者服务热线：(010)81055296　印装质量热线：(010)81055316

反盗版热线：(010)81055315

能够使眼睛的年龄“恢复年轻”的“神奇图案”

※请参考第30页了解其使用方法。
《近视的治愈之道：视力恢复机制探秘》一书由雅各布·利伯曼著（日本教文社出版）。
※请先复制相关内容后再使用。

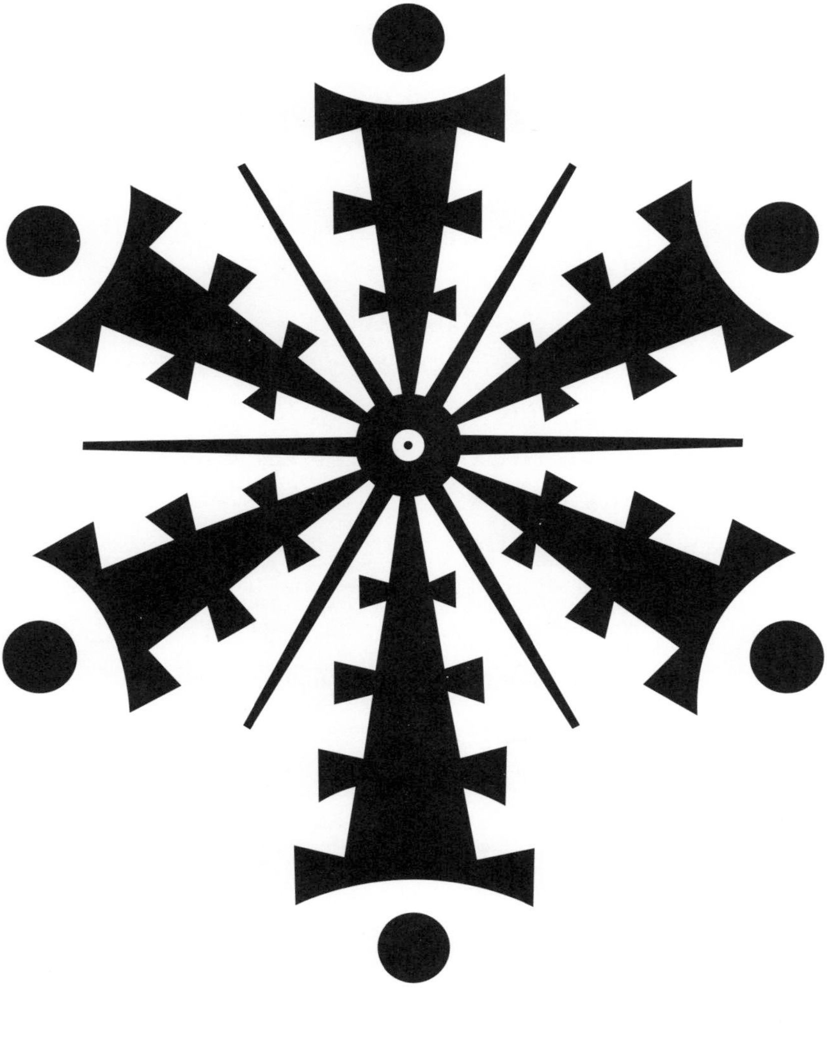

序言

首先

同时锻炼眼睛和大脑，视力肯定会逐渐变好

医学博士　医疗法人团体庆洋会理事长　黑濑岩

医学博士，担任医疗法人团体庆洋会的理事长；毕业于庆应义塾大学医学院，并在该院的研究生院完成深造；曾留学于美国路易斯安那州立大学；主要著作包括《医学科学入门：消化系统与疾病的关系》（日本实业出版社出版）等；还主编了“让眼睛受益的3D绘本”系列图书（主妇之友社出版），该系列图书旨在以3D形式生动展现内容，对读者的视力发展有积极影响。

“眼睛好”和“视力好”是不同的吗？

通常，人们往往会认为“眼睛好”和“视力好”是同一个概念。但实际上，我们在看东西的时候，并不仅仅是依靠所谓的“眼球”。

我们的视觉体验是由整个视觉系统共同作用的结果。当我们的视线聚焦于某个物体时，眼球内的晶状体会自动调整焦距。随后，视神经将这些视觉信息传递至大脑。大脑接收到这些信息后，会对所看到的影像进行处理，包括修正和补充，最终形成我们可以感知的清晰图像。

简而言之，视力不仅依赖于控制眼球运动的“肌力”，还需要“脑力”来识别和理解图像。这种能力的综合体现，即能够清晰、准确地看到事物的状态，我们称之为“视力好”。

视力下降可能是“脑力”下降

所谓视力下降，究竟是什么意思呢？首先，这通常与年龄增长有关。在年轻时，人们可能会遇到假性近视的问题，随着时间的推移，近视、散光等屈光不正问题可能逐渐显现。随着年龄的增长，人们还可能出现老花眼、白内障、青光眼、黄斑变性、糖尿病性视网膜病变等眼部疾病。此外，在日常生活中，视力也可能发生波动。

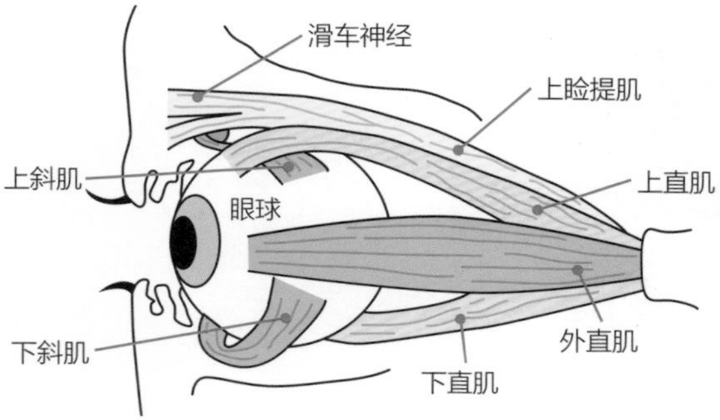

眼疲劳是视力下降的一个典型例子。眼疲劳是指在

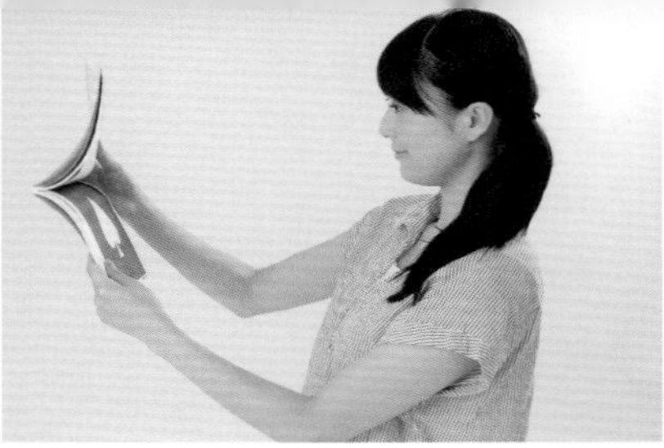

通常不会感到疲劳的情况下，也会出现眼睛疼痛、干涩、充血、流泪等症状。当这些症状加重时，还可能伴随肩颈酸痛、头痛及恶心等不适。这些症状叠加起来，最终可能导致视力下降。

然而，正如我们反复提到的，我们并不是仅凭眼球的运动来观察事物。实际上，我们还在利用“脑力”来帮助我们综合理解和识别所看到的事物。

眼球的肌肉负责维持眼睛的灵活运动

在日常生活中，眼球不断上、下、左、右移动，以便捕捉和处理各种视觉信息，从而形成我们所看到的画面。儿童的眼睛会灵活而频繁地移动，相比之下，老年人的眼睛活动可能就显得不那么灵活，他们往往长时间注视一个点，眼球动作没有那么敏捷。

正如上一页的眼球解剖图所示，眼球的运动是由6块眼外肌（图中未展示内直肌，上睑提肌的作用是运动眼睑）控制的，但随着年龄的增长，这些肌肉会逐渐衰退。

也就是说，如果我们能够充分锻炼眼球的肌肉，那么就有可能实现视力的恢复和视觉系统的提升。

例如，你一直使用电脑工作，偶尔抬头看墙上的时钟时，可能会发现眼睛很难迅速调整到合适的焦距，这就是所谓的“对焦困难”。

在现代生活中，我们经常会不自觉地长时间盯着电脑屏幕或智能手机等设备。因此，适度让肌肉保持紧张或放松是必要的。

“脑力”处理并调整眼睛接收到的视觉信息

从“脑力”的角度来理解，这意味着什么呢？在我们的日常生活中，我们总是在进行立体视觉的观察。当我们随意观察物体时，它们在我们眼中呈现为一个完整的形象。但实际上，由于两眼之间大约相隔7厘米，每只眼睛所捕捉到的图像都存在细微的差异。正是大脑对这些细微差异的解析，使我们能够准确地感知物体的空间位置，并将这些图像整合成一个统一的视觉体验。

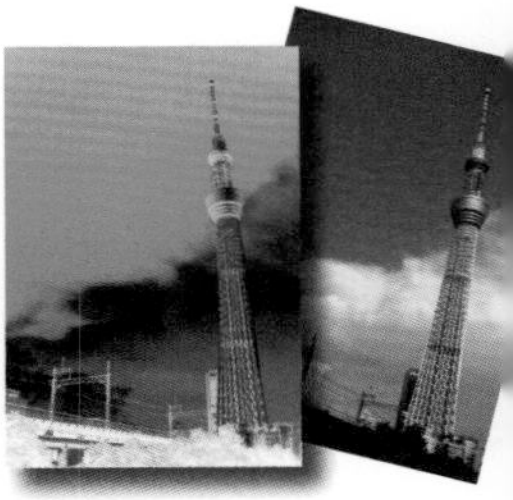

那么，“锻炼眼睛”应该怎么做呢？第一点是锻炼眼睛的“肌肉”。第二点是锻炼“脑力”。这两项训练都有助于提升我们的视觉系统功能。

因此，在本书中，我们提供了一些能够同时激活眼睛和大脑的方法。

这些方法都非常简单，建议你不妨亲自尝试看看。

目录

第4部分

第5部分

第 1 部分

眼中浮现的颜色与实际看到的颜色完全不同的**“残像训练”**

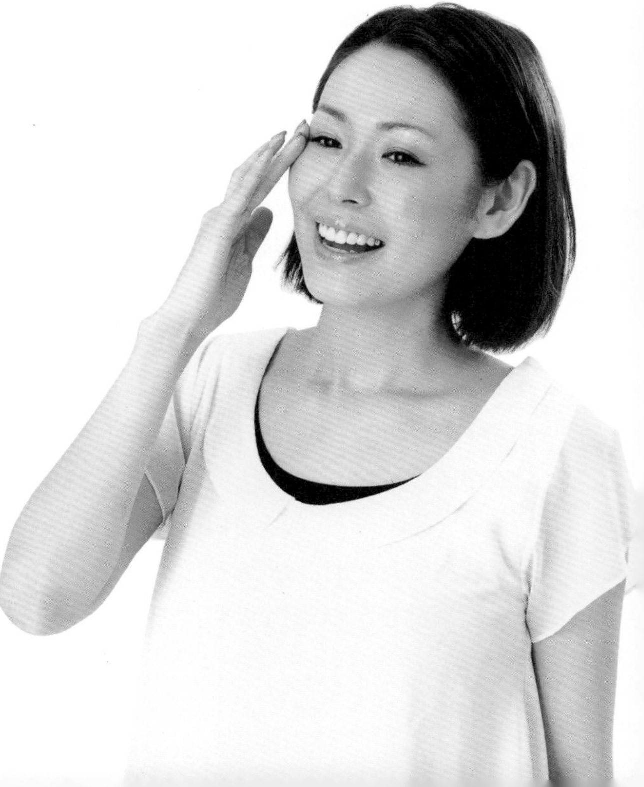

利用人们普遍体验过的“残像”现象进行的训练，以此提升视力

医学博士　医疗法人团体庆洋会理事长　黑濑岩

大家可能都有过这样的体验：当直视太阳或车灯的强光时，即使我们移开视线或闭上眼睛，一段时间内光仍然映在眼中。

这种持续在眼中的光就是所谓的残像。利用这种残像进行眼睛训练的方法被称为“残像训练”。

也许有人已经意识到，实际上，残像所呈现的颜色与我们看到的颜色并不相同。这是因为眼睛的工作原理使得残像的颜色与实际颜色形成互补色（正反）关系（具体细节请参考右侧的图示）。例如，红色与青绿色是一对互补色。所以，如果你在下一页的图❶中凝视青绿色的◯大约30秒，随后闭上眼睛，你将能看到红色的◯浮现在眼前。

正在阅读这一页的读者们，此刻你们或许正全神贯注地锻炼自己的视觉神经，专注于观察图像以期看到残像。通过集中注意力，眼睛和大脑会变得活跃，这将有助于提升视力。

接下来的几页将展示一系列照片。请大家在轻松愉快的氛围中尝试进行“残像训练”。为了更好地放松神经并提高训练效果，建议你选择一个远离噪声和杂音的安静环境进行练习。

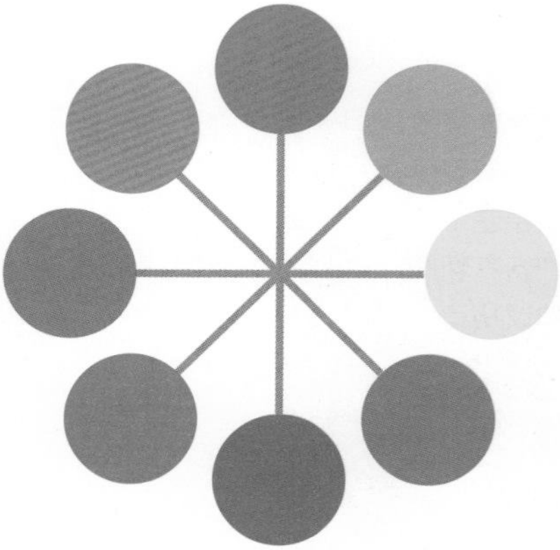

●红←→●青绿、●橙黄←→●蓝、●黄←→●紫、●绿←→●品红，它们之间存在互补色（正反）的关系。

“残像训练”的方法

首先，我们从观察红色八边形开始尝试“残像训练”！

图❶

请在连续30秒内，保持视线不动地注视图❶。之后，请闭上眼睛。当你看到图❶中的青绿色八边形变成了红色的八边形，并且看起来像是左下方的红色八边形，则表示残像训练成功了。如果无论如何都看不到这种变化，可以尝试将注视图像的时间延长到1分钟。

建议从第4页开始，每天早晚各尝试一次，逐一进行练习。

『残像训练』图片

步骤❶

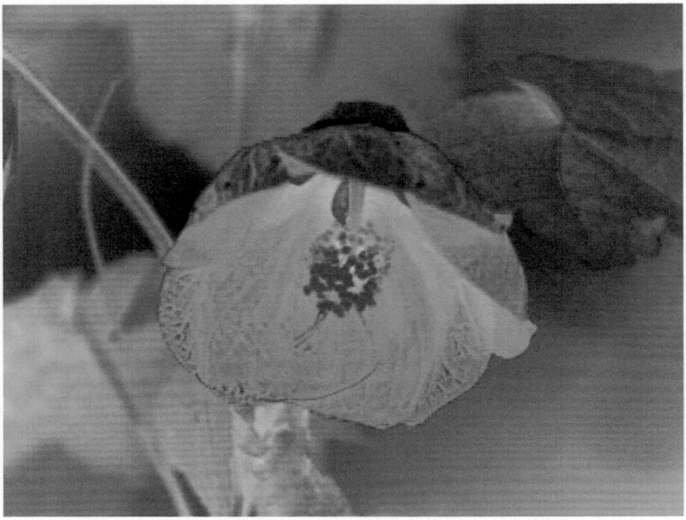

步骤❷

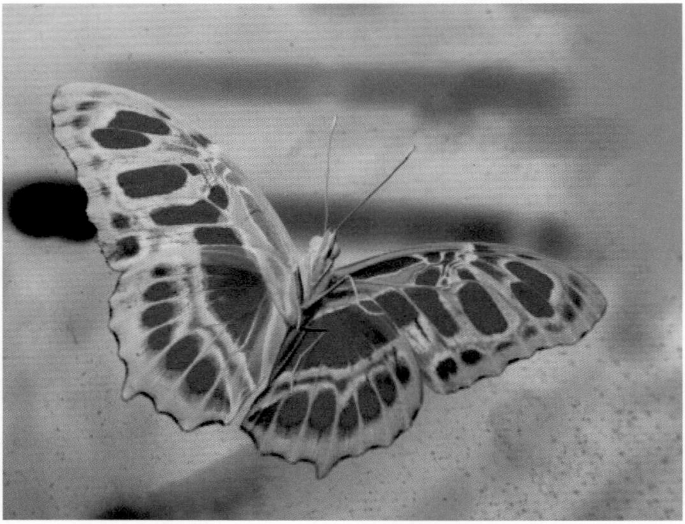

在不移动视线的情况下，持续注视照片几秒，然后闭上眼睛。

『残像训练』图片

在不移动视线的情况下，持续注视照片几秒，然后闭上眼睛。

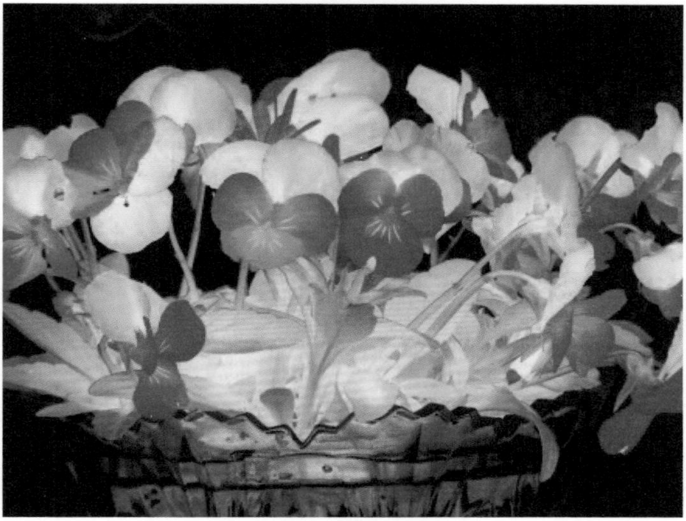

步骤❸

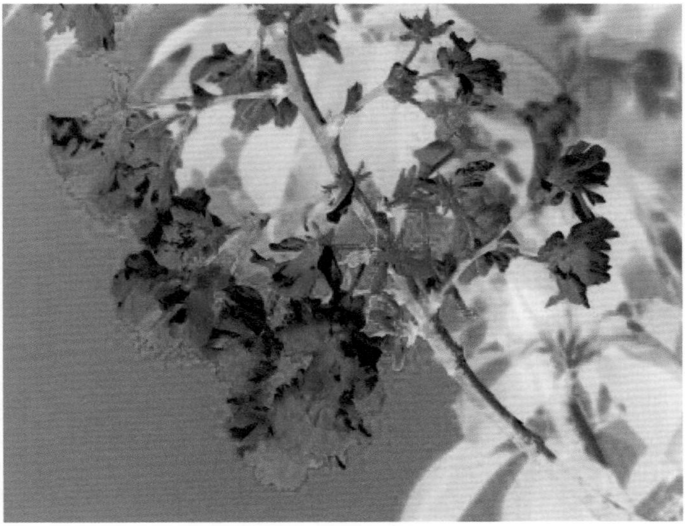

步骤❹

步骤❺

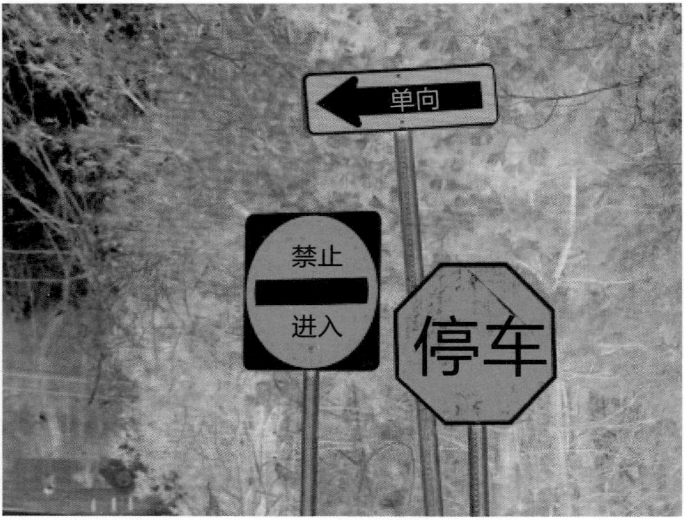

步骤❻

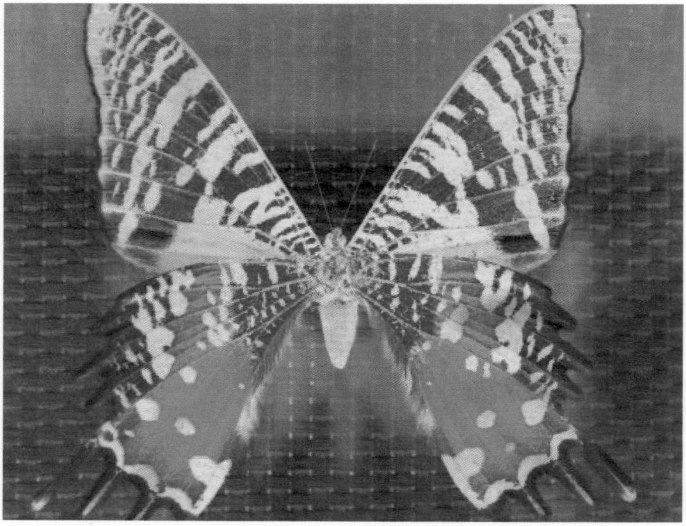

在不移动视线的情况下，持续注视照片几秒，然后闭上眼睛。

『残像训练』图片

步骤❼

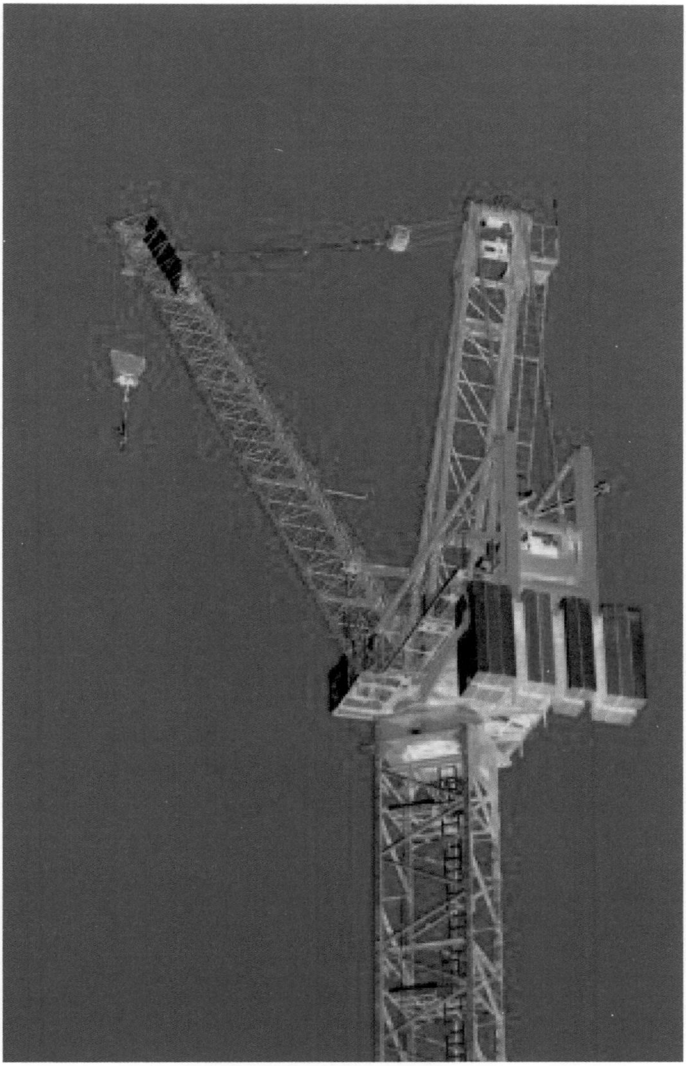

在不移动视线的情况下，持续注视照片几秒，然后闭上眼睛。

『残像训练』图片

在不移动视线的情况下，持续注视照片几秒，然后闭上眼睛。

步骤❽

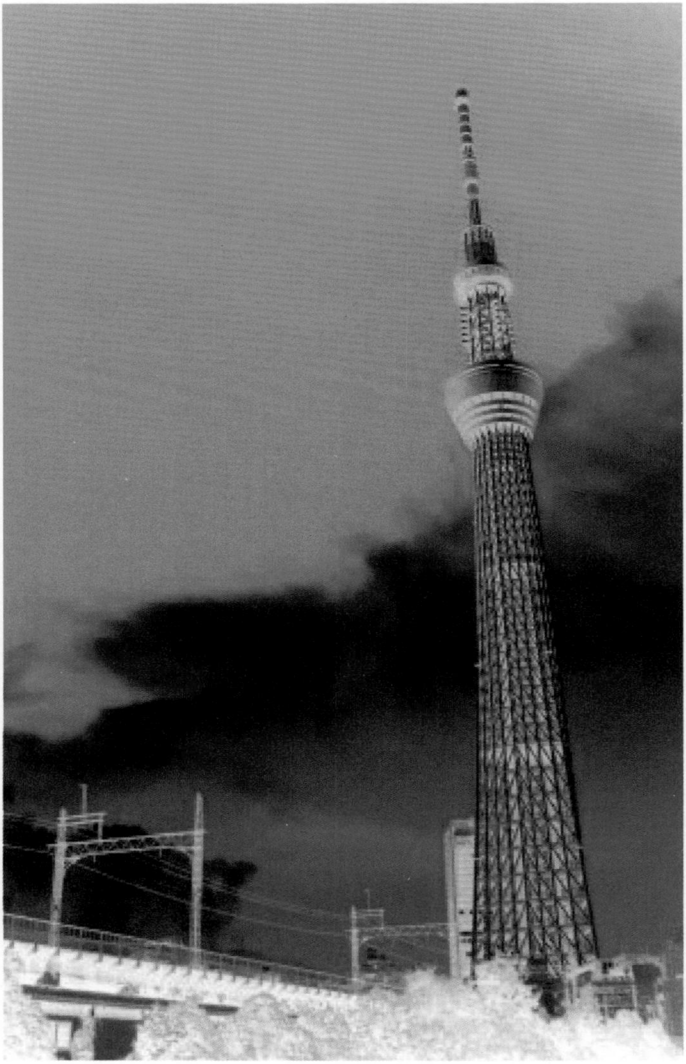

『残像训练』图片

步骤❾

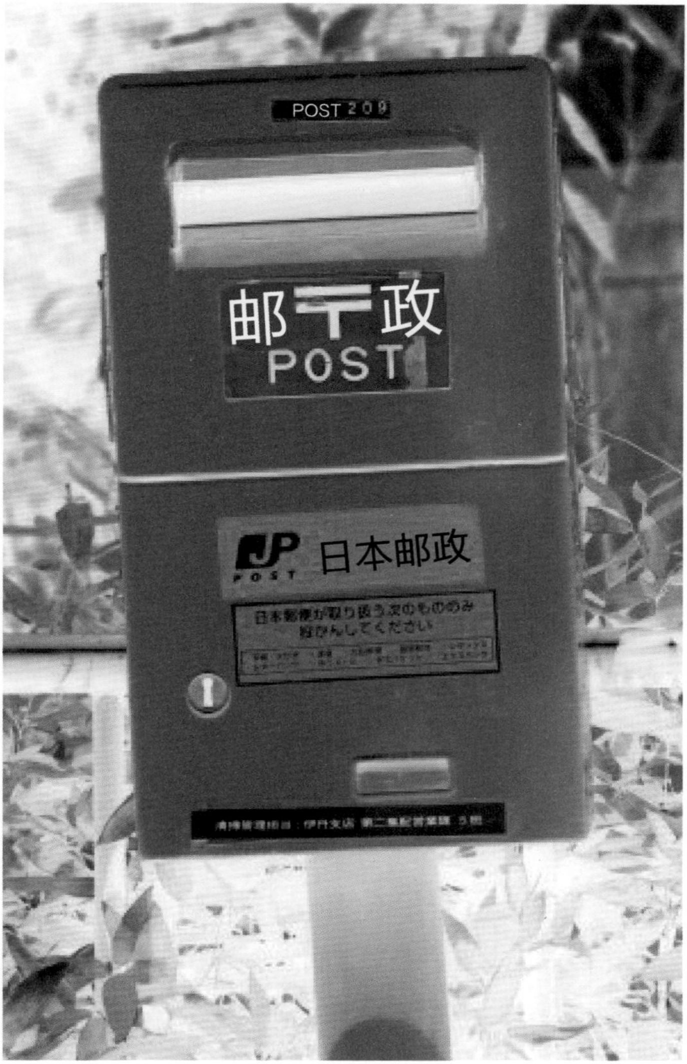

在不移动视线的情况下，持续注视照片几秒，然后闭上眼睛。

步骤⑩

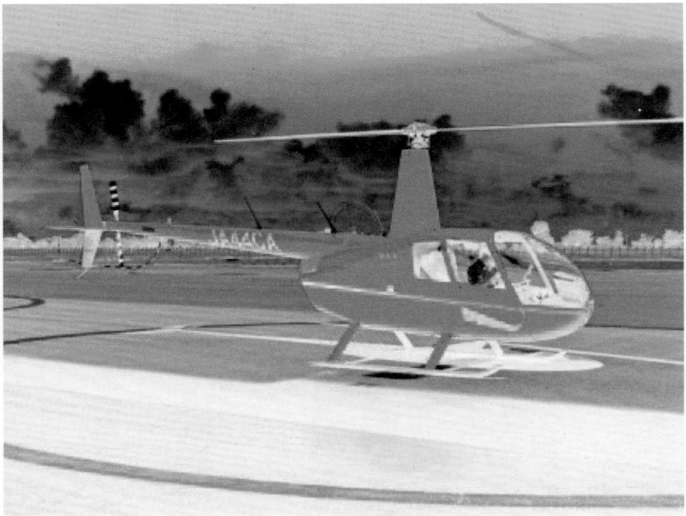

步骤⑪

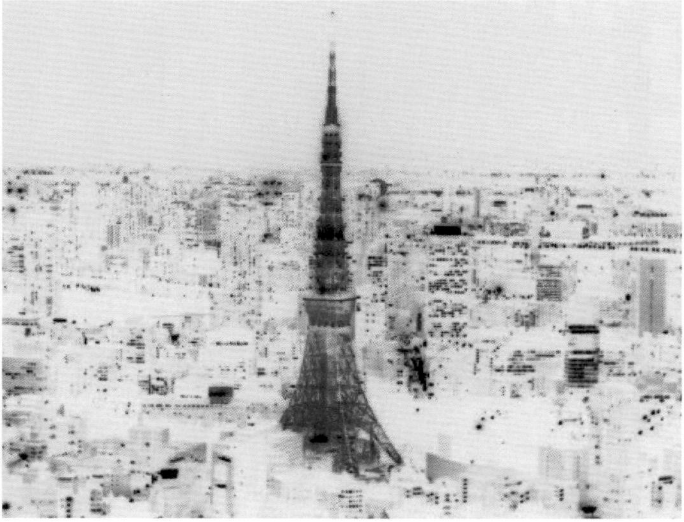

在不移动视线的情况下，持续注视照片几秒，然后闭上眼睛。

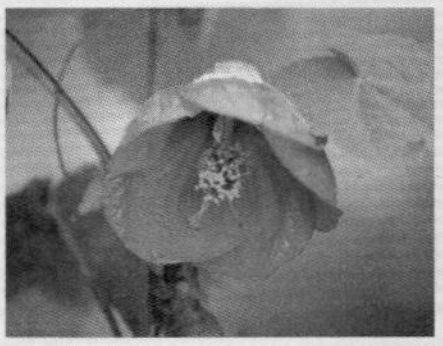

步骤❶

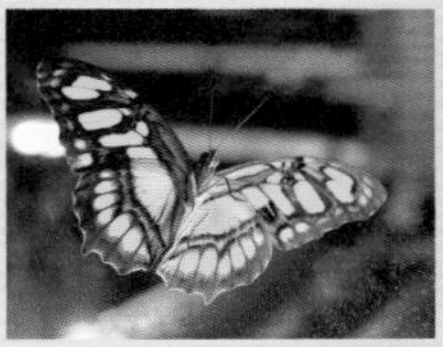

步骤❷

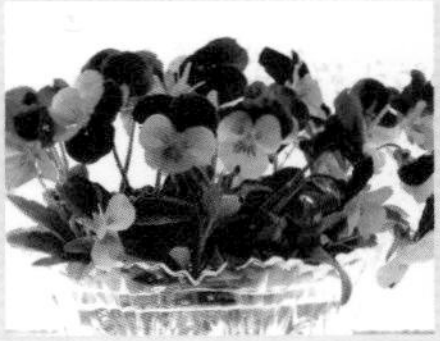

步骤❸

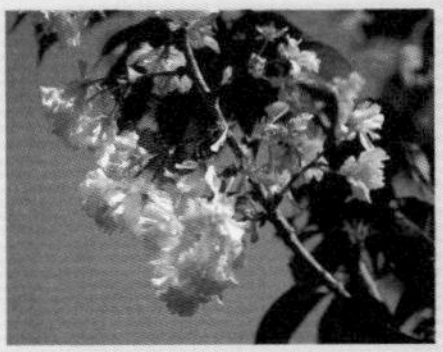

步骤❹

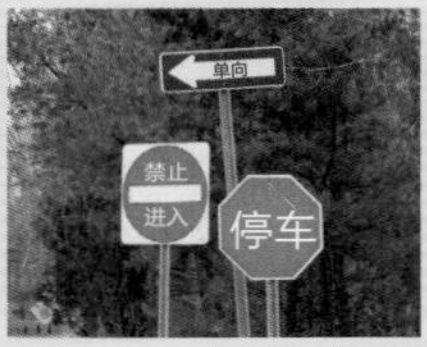

步骤❺

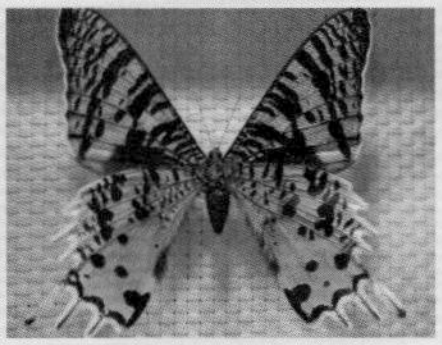

步骤❻

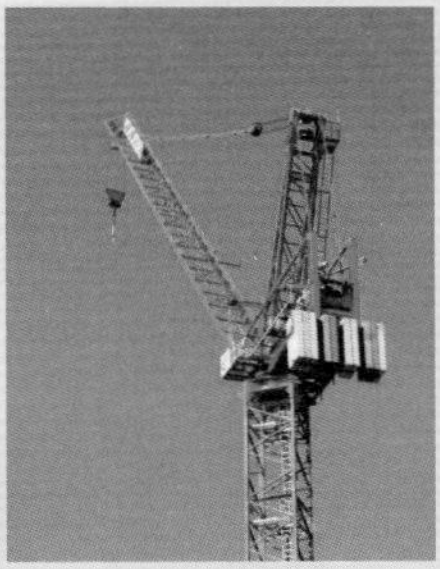

步骤❼

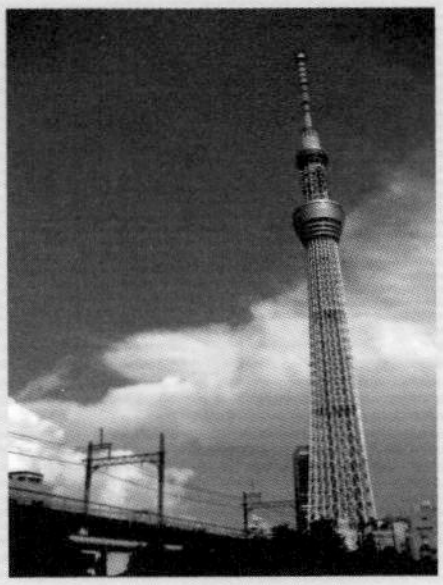

步骤❽

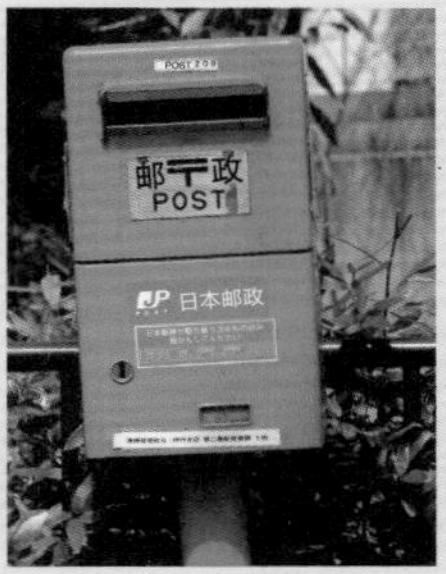

步骤❾

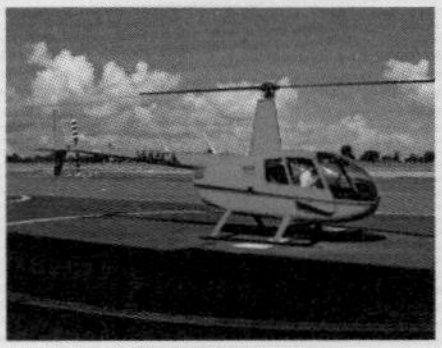

步骤❿

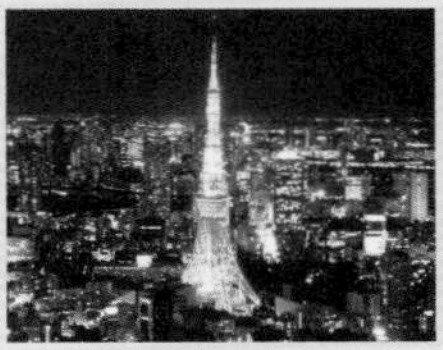

步骤⓫

第2部分

锻炼眼睛的“肌肉力量”和“脑力”的“3D插画”

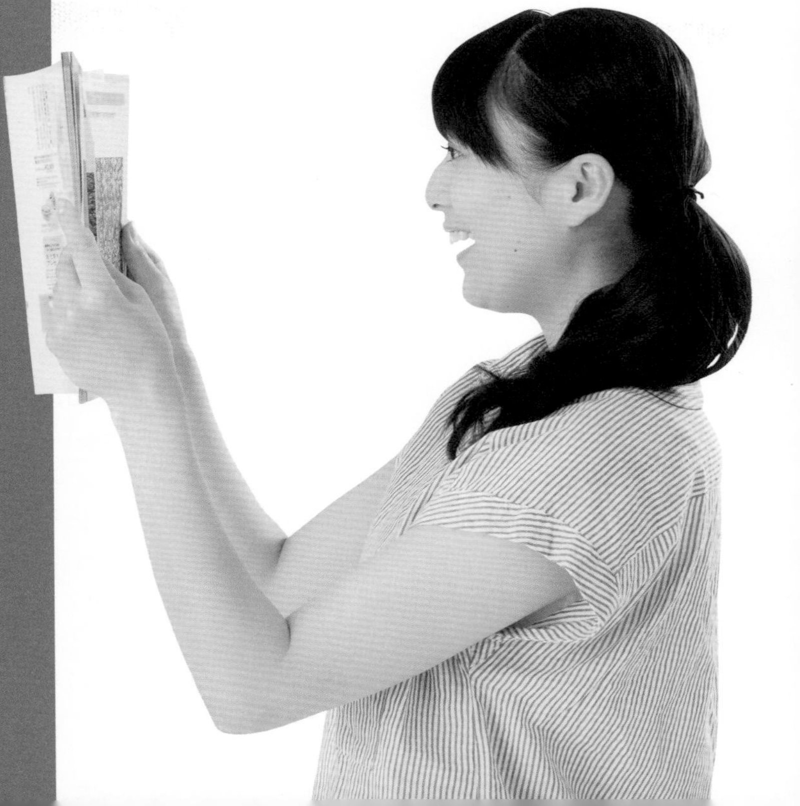

如果通过立体视觉能看到隐藏的图像，那么眼睛的“肌肉力量”和“脑力”将同时得到提升

医学博士　医疗法人团体庆洋会理事长　黑濑岩

观察事物并非仅用眼睛

“3D插画”指的是一种能够通过特定技巧观看，使得隐藏在其中的另一幅图像显现出来的立体视觉插画。

尽管这种现象看似特殊，但为什么平面插画会显得立体呢？

这与人类的图像处理能力有关。

人类并不是仅用眼睛来观察事物。从右眼传入的信息和从左眼传入的信息，通过视神经传送到大脑。

在大脑中，这些视觉信息被综合分析，最终判断出它是白色还是红色，是方形还是圆形，是近还是远，以及它是什么。

同时，我们的大脑会调动以往的记忆信息，帮助我们识别所看到的是什么。也就是说，观看物体的过程不仅是对眼睛的刺激，也是对大脑的一种激活。

人类正是通过眼睛、视神经和大脑的协同工作，才能全面地感知物体。

立体视觉正是利用了这种大脑的处理能力，通过创建一种非常规的虚拟焦点，让左、右眼接收到的不同图像在大脑中得到精准的处理，从而使我们看到的图像具有立体感。

这类非常规的图像处理活动，实际上对大脑是一种积极的激活。

换句话说，通过轻松愉快的“3D插画”进行视力提升训练不仅能够让人在享受乐趣的过程中锻炼视力，还能促进大脑的活跃。坚持这样的训练大约2~3周，就能显著提升视觉能力。

只需坚持2~3周，视觉能力就会有所提升

所谓训练，实际上就是掌握下一页所介绍的观察方法，每天仅需练习5次即可。

坚持练习2~3周，视力将得到显著提升。

这样的持续练习不仅能确保视力的提升，还能因为大脑的激活作用，带来诸如视野扩大、注意力增强等多重积极效果。

一开始，可能有些人需要花费一定的时间才能辨识出隐藏在3D插画中的图像，但随着练习的增多，他们将逐渐能够轻松地看到这些图像。

这种训练不仅令人愉快且简单易行，而且还能让大家在体验3D插画的奇妙世界的同时，有效地提升视力。

“3D插画”的基本观看方法

仅仅注视“3D插画”并不能直接提升视力。
但如果掌握了观察其中隐藏图像的方法，“仅仅观看”就能对眼睛产生积极影响！
接下来，我们将介绍“平行法”的观看方法。现在就开始挑战“3D插画”的观看方法。

1 将视线聚焦在远处的景物上。

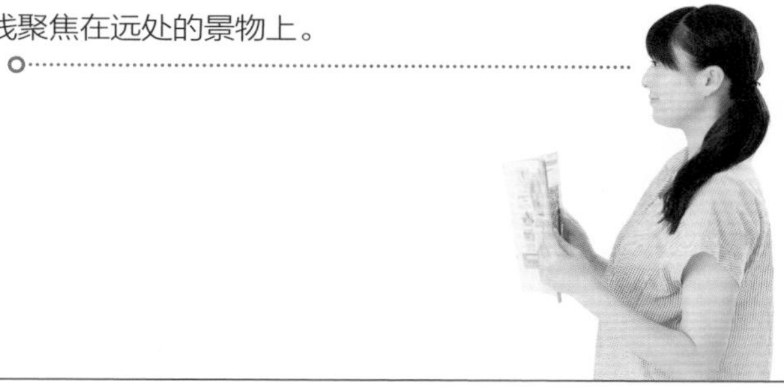

2 保持眼睛焦点在远处的同时，将“3D插画”插入到距离脸部大约30厘米的位置。此时，不要将焦点对准插画。

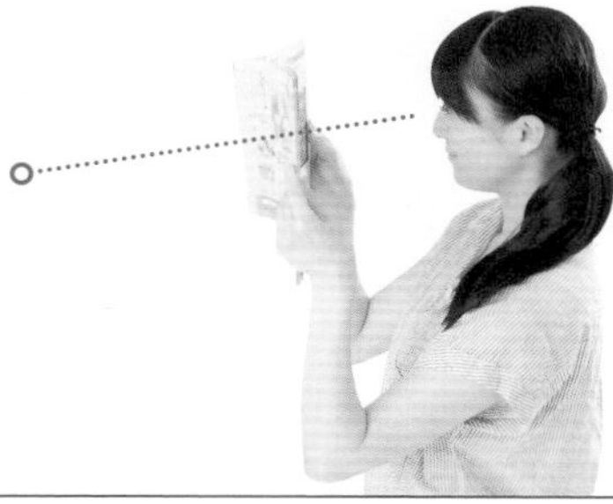

3 稍作等待，插画中隐藏的另一幅图像就会以立体的形式显现出来。你可能会不由自主地想要将焦点对准眼前的插画，但请尽量保持耐心。

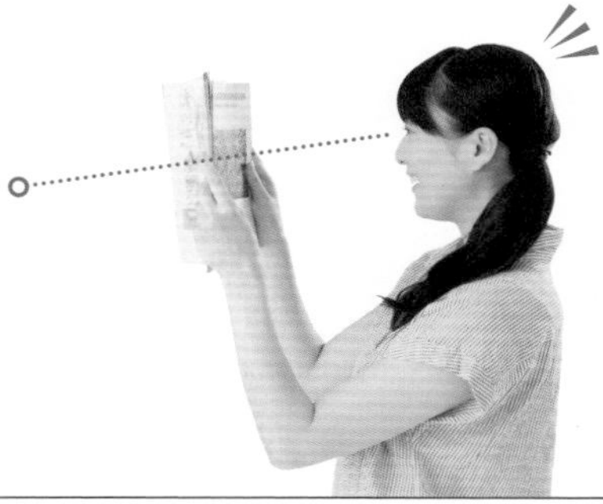

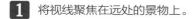

“3D插画”…❶

一个不可思议的物体显现出来了。你能看见它吗？

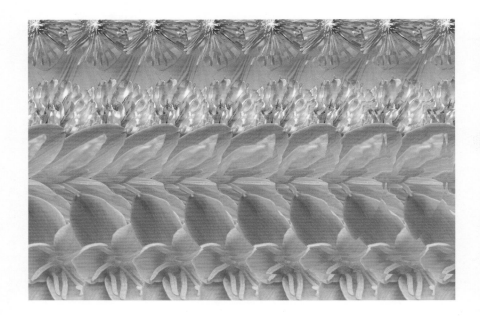

“3D插画”…❷

有8只不可思议的动物排成一行。你能看见它们吗？

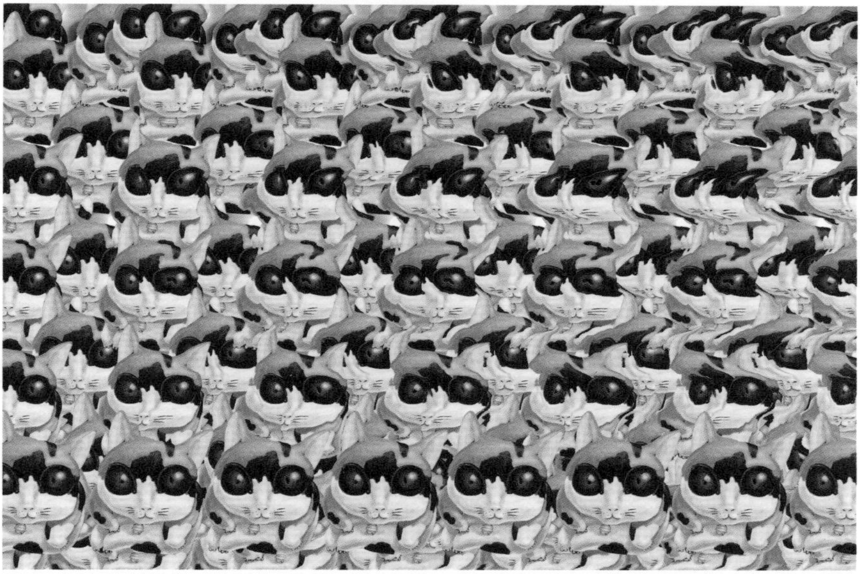

“3D插画”…③

一个不可思议的生物正栖息在蘑菇上。你能看见它吗？

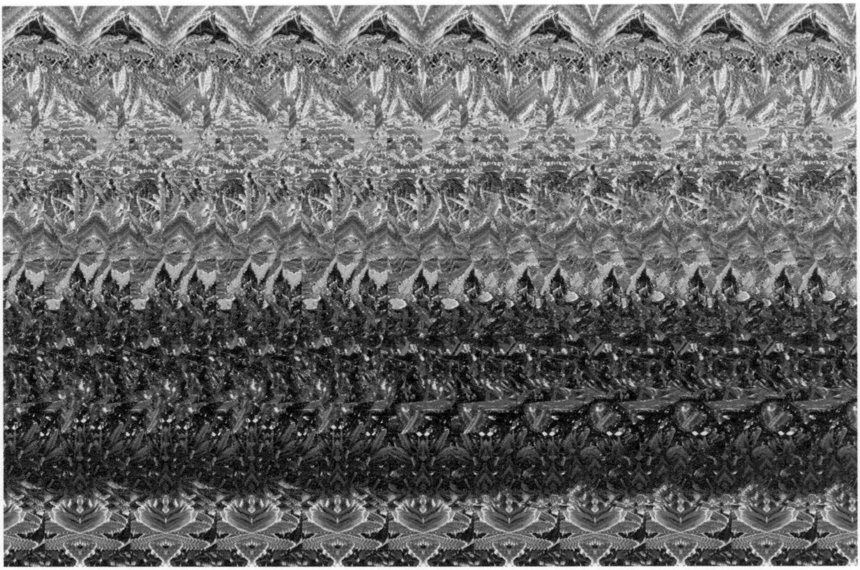

“3D插画”…❹

一个不可思议的物体正在浮现上来。你能看见它吗？

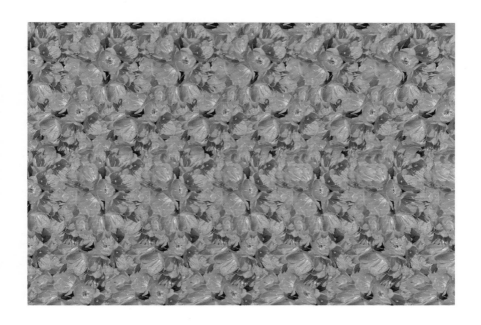

“3D插画”…❺

一幅不可思议的画浮现出来。你能看见它吗？

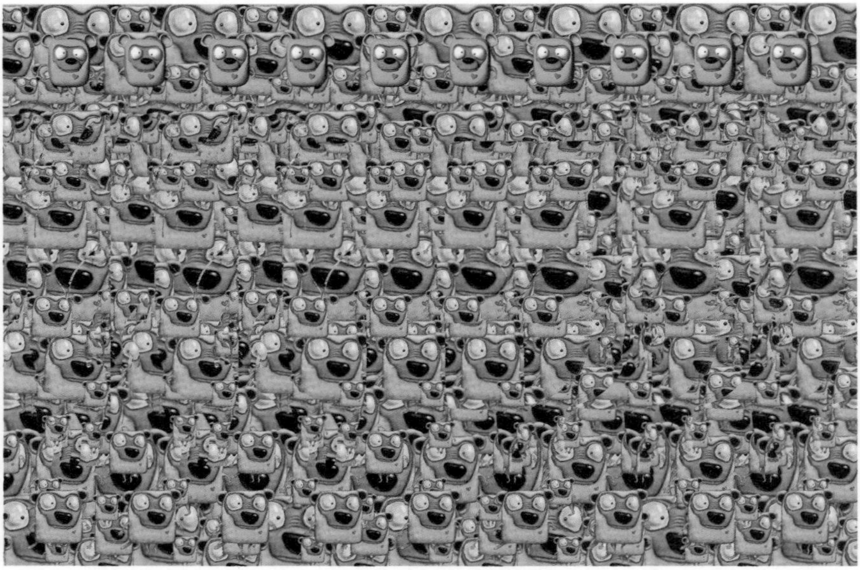

“3D插画”…❻

一朵不可思议的花朵正在绽放。你能看见它吗？

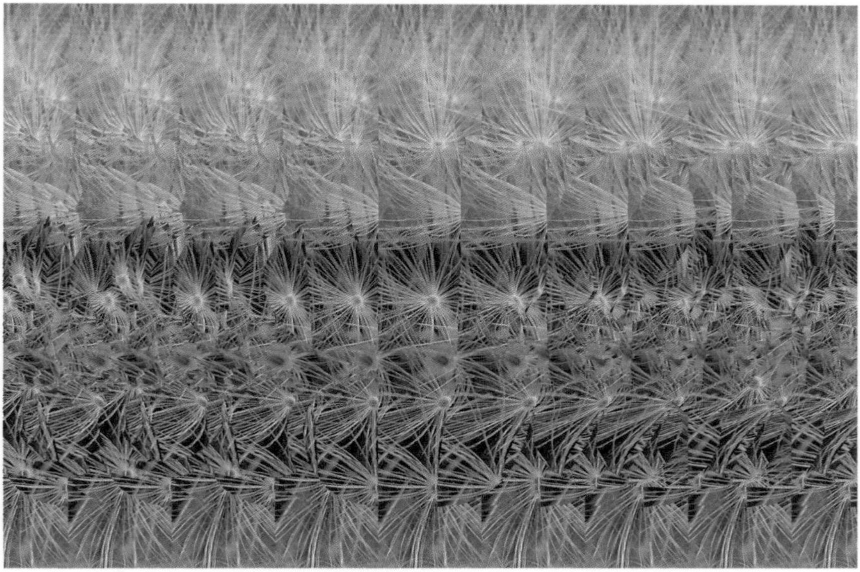

“3D插画”…⑦

一幅不可思议的画正隐匿其中。你能看见它吗？

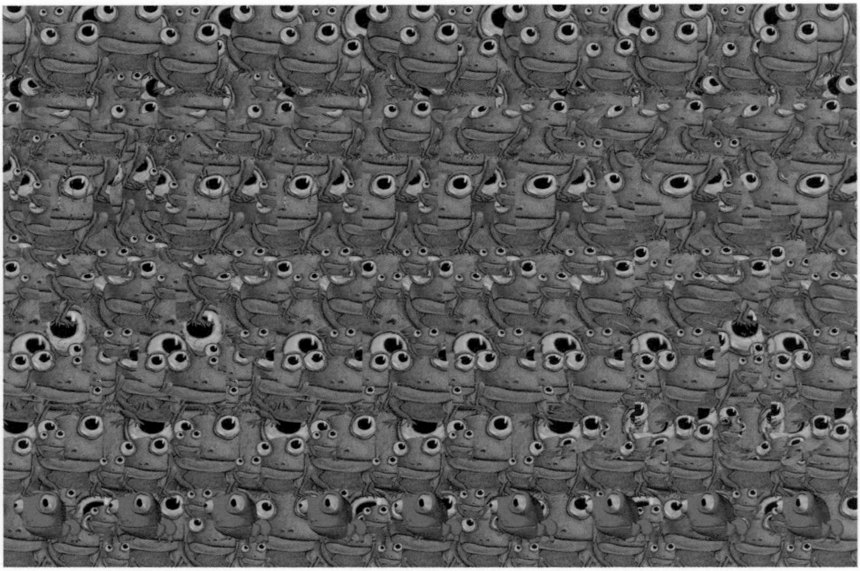

“3D插画”…❽

一幅不可思议的画浮现出来。你能看见它吗？

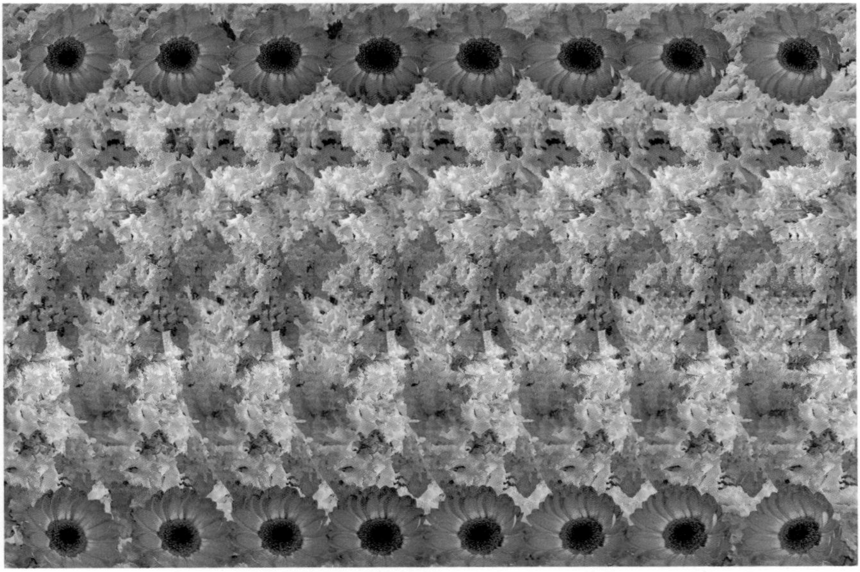

“3D插画”…❾

一幅不可思议的画出现了。你能看见它吗？

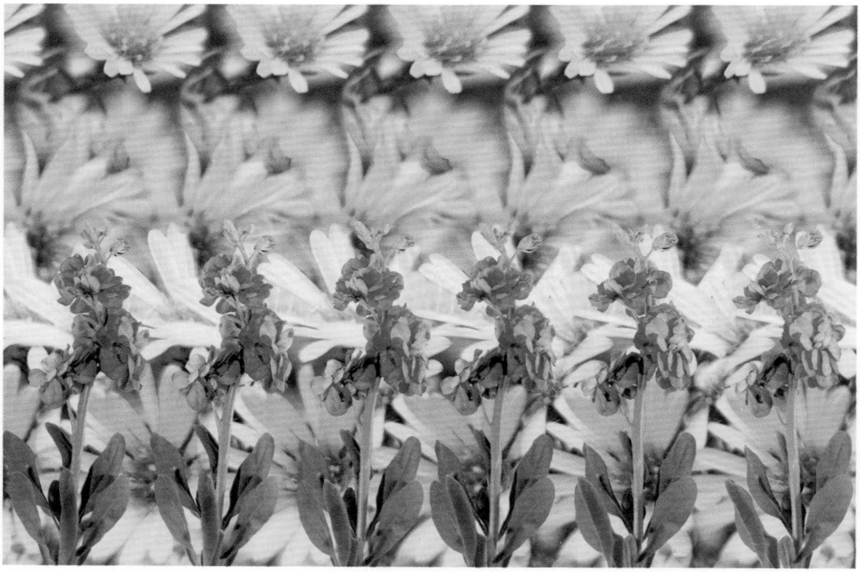

“3D插画”…⑩

一幅不可思议的画正隐匿其中。你能看见它吗？

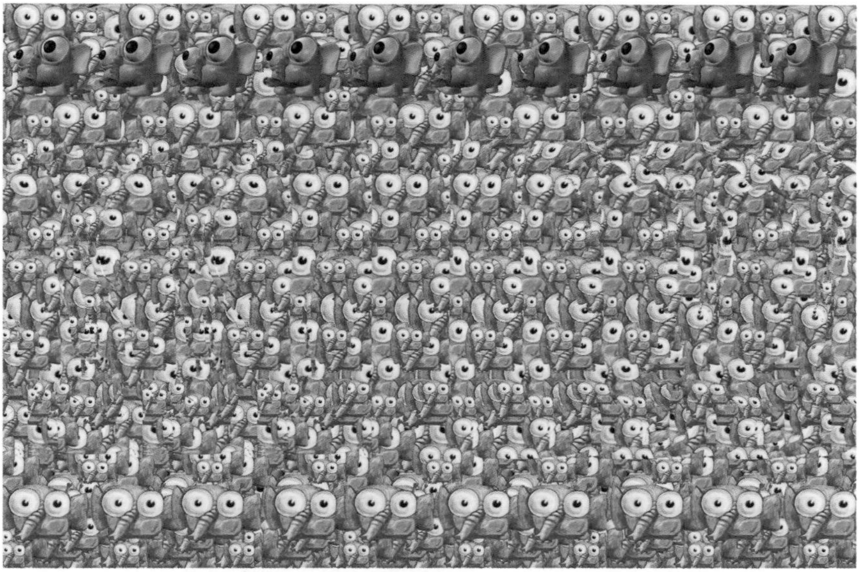

「3D插画」答案

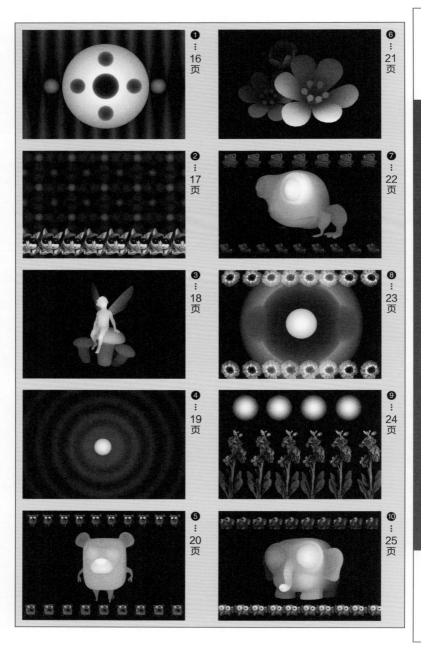

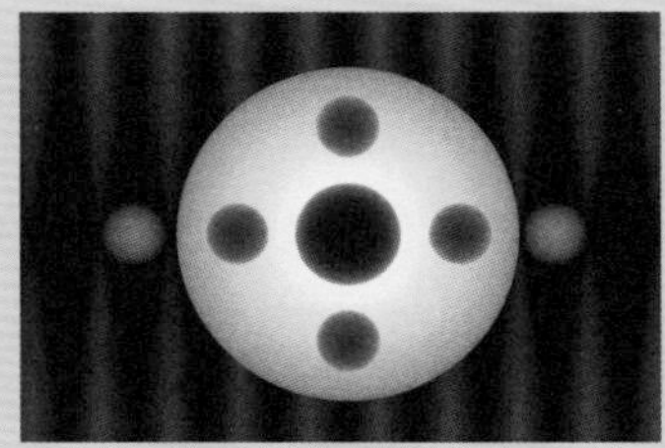

❶…16页

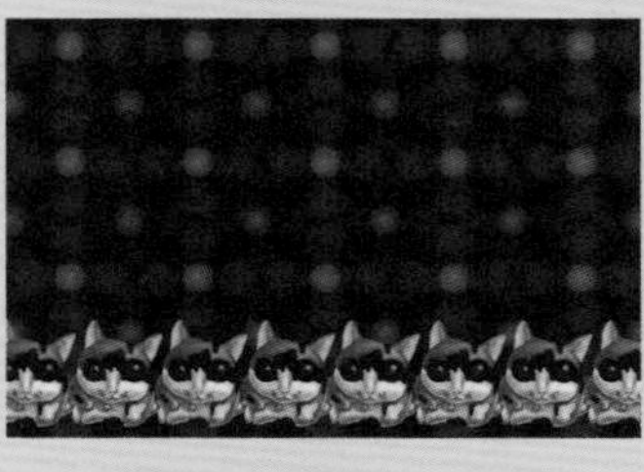

❷…17页

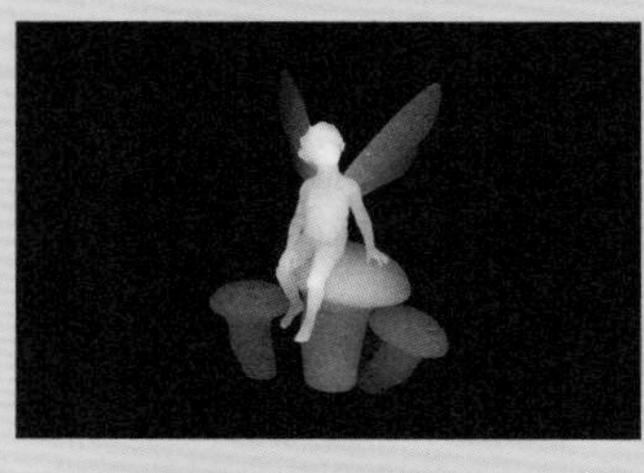

❸…18页

❹…19页

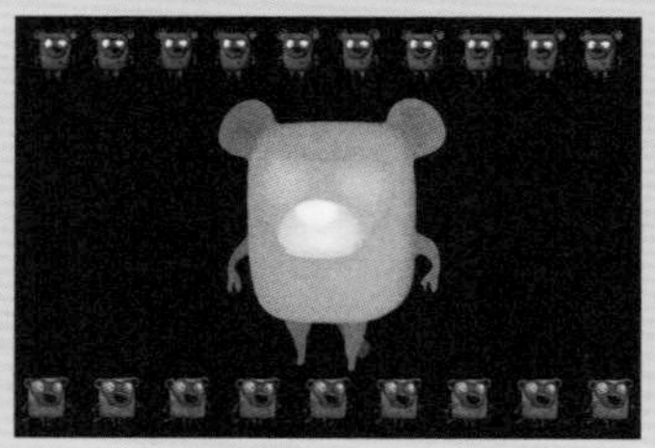

❺…20页

❻…21页

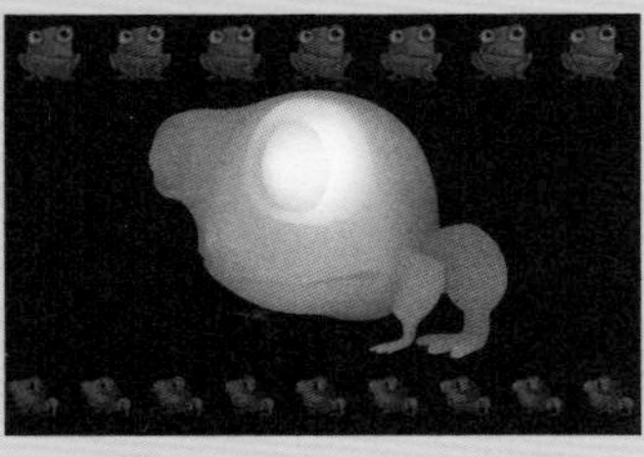

❼…22页

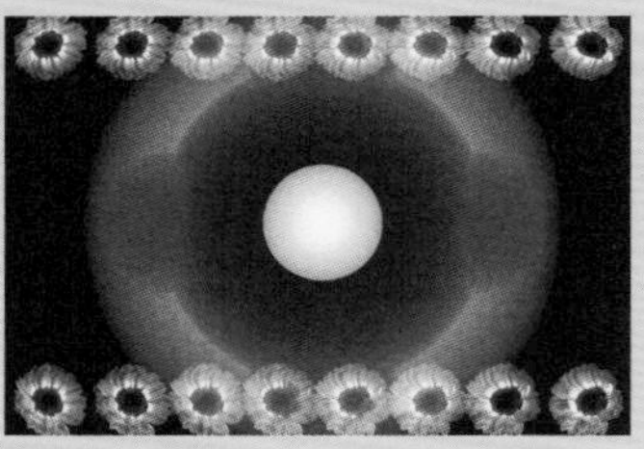

❽…23页

❾…24页

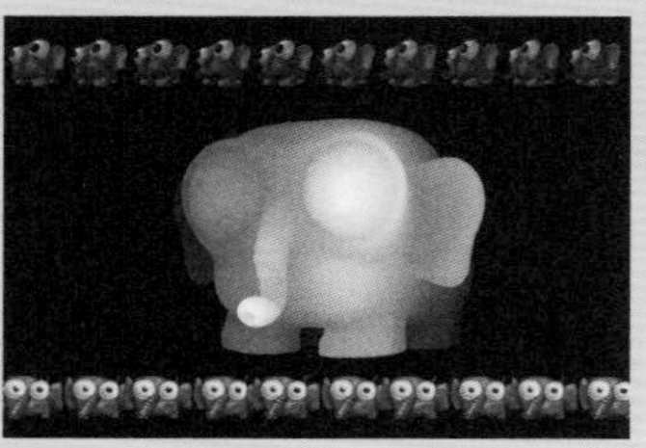

❿…25页

第3部分

有助于改善老花眼和近视，以及预防眼病的“神奇图案”

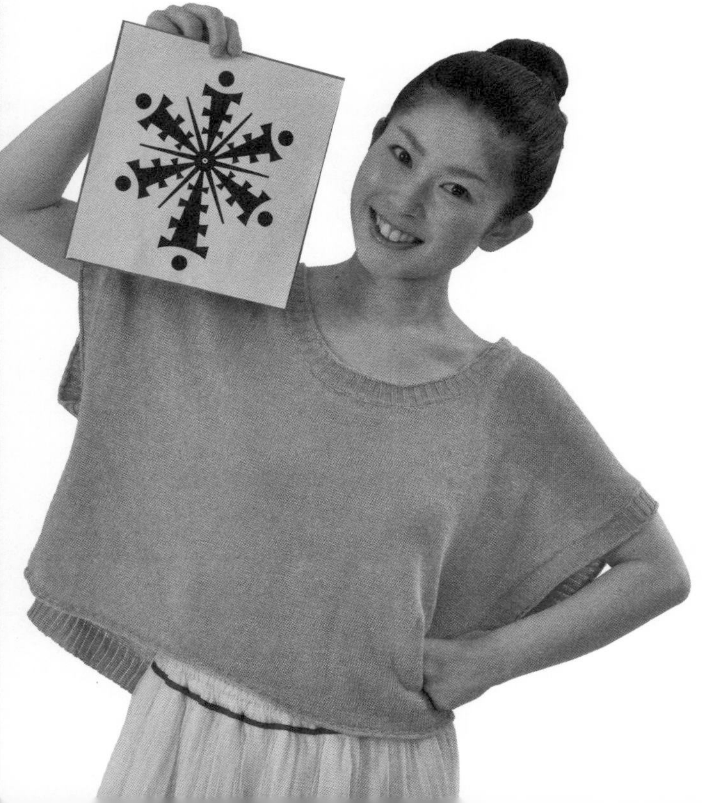

能够使眼睛的年龄“恢复年轻”的
“神奇图案”

※请参考第30页了解其使用方法。

《近视的治愈之道：视力恢复机制探秘》一书由雅各布·利伯曼著（日本教文社出版）。

※请先复制相关内容后再使用。

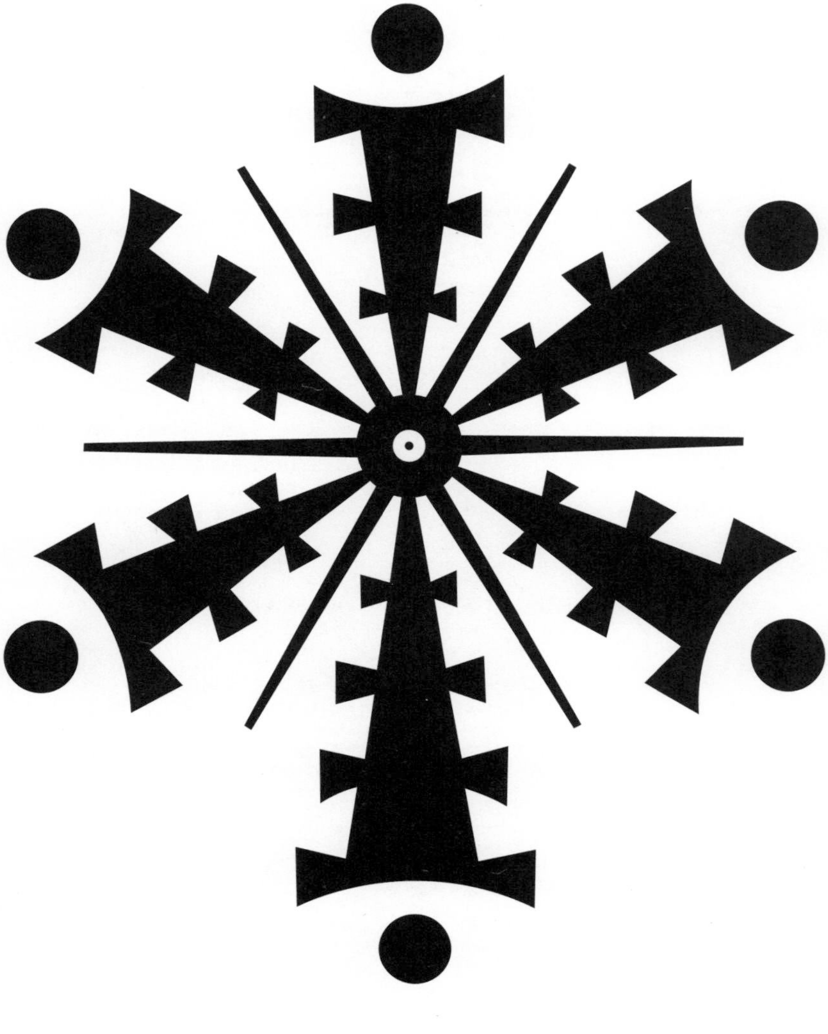

通过“神奇图案”来缓解紧绷的眼肌，不仅能够提升视力，还能促进眼部血液循环

本贝眼科医院院长　本部千博

提高眼部血液循环，有效预防眼病

这里介绍的“神奇图案”，通过放松以睫状肌为主的眼部周围紧绷的肌肉，来改善眼部血液循环，不仅能够阻止病情恶化，还有助于改善视力下降。就像其他肌肉一样，如果眼部周围的肌肉不使用，它们的力量就会减弱。但是，通过用眼睛追踪“神奇图案”，眼球会全方位地上、下、左、右、斜向移动，相应地，眼部周围的肌肉也会随之得到充分的活动和放松。

而且，眼部肌肉一旦得到放松，血液循环就会得到改善，营养和氧气便能顺畅地输送到眼部，这有助于保持眼睛的健康。实际上，我自己就是通过“神奇图案”成功恢复视力的人之一。至今，我仍然保持着左、右眼各1.0的视力，并且无须依赖老花镜。

“神奇图案”对于老花眼和近视等引起的视力下降具有显著效果，实际上，它也被认为对预防青光眼、白内障和黄斑变性等眼病有同样的效果。

青光眼是由于眼压升高导致视神经受损，可能会出现视野缺损或视力下降。眼压通常通过充满眼球内部的房水维持在一定水平。但是，当眼部血液循环恶化时，房水的循环也会受到影响，从而导致眼压升高。

然而，使用“神奇图案”，可以放松眼部周围的肌肉，改善血液循环，因此房水的循环也会变好，眼压也可能会随之降低。

此外，白内障是由于晶状体蛋白质因老化而发生变性，变得浑浊发白，这会导致视物模糊或视力下降。正如我们可以通过运动和饮食来预防和改善身体的老化一样，我们也可以通过眼部运动和适当的营养来预防和改善眼睛的老化。因此，定期进行“神奇图案”中的视觉训练，以及确保营养充分供应到眼部，对于维护眼睛健康至关重要。

建议每日早、晚各一次，观看“神奇图案”。对于见效较快的人，大约一周的时间，眼睛就会变得更加清晰。

尽管“神奇图案”有一定的效果，但它并不能完全解决眼病问题。请务必维持规律的生活习惯和均衡的饮食结构。为了进一步提升效果，我还创造了一套“眼颈操”（具体做法请参考第32页）。这套体操不仅能缓解眼部疲劳，还能舒缓颈部肌肉紧张，促进血液循环。对于经常面对计算机屏幕或长时间阅读的人来说，这是非常理想的眼部放松方法。

通过“神奇图案”和“眼颈操”的练习，可以帮助改善老花眼和近视的状况，同时也有助于预防青光眼、白内障和黄斑变性，或者减缓这些眼病的发展进程。

“神奇图案”具备多重益处！

- 有助于提升因老花或近视而减退的视力。
- 有助于预防青光眼、白内障及黄斑变性，以及抑制它们的发展。
- 提升干眼症患者的调焦能力。
- 缓解眼睛疲劳和肩颈酸痛。

仅仅通过观察，就能改善视力！可以预防青光眼、白内障和黄斑变性！

“神奇图案”的使用方法

只需在脸部正前方举起『神奇图案』，并分别用每只眼睛单独观察

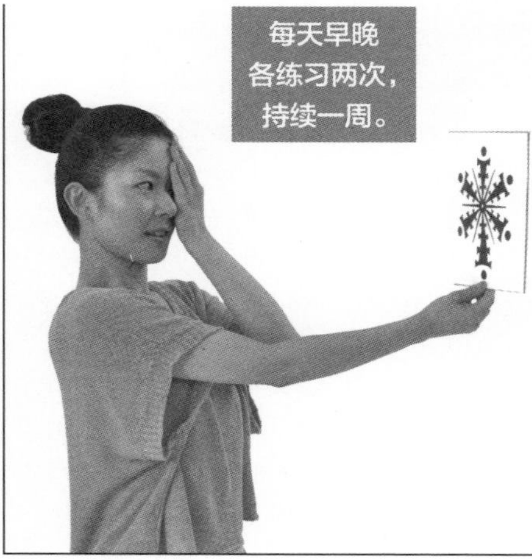
每天早晚
各练习两次，
持续一周。

1 调整“神奇图案”使其中心与自己脸部的中心对齐。在进行此操作时，保持图画与脸部大约50厘米的距离。如果平时佩戴眼镜或隐形眼镜，请在裸眼状态下进行此练习。

2 用手遮住一只眼睛，头部保持静止，只用眼睛沿着顺时针方向描绘图画。完成一圈后再以相反方向进行描绘。这样就完成了一次练习。每只眼睛分别进行两次练习，早晚各一次。

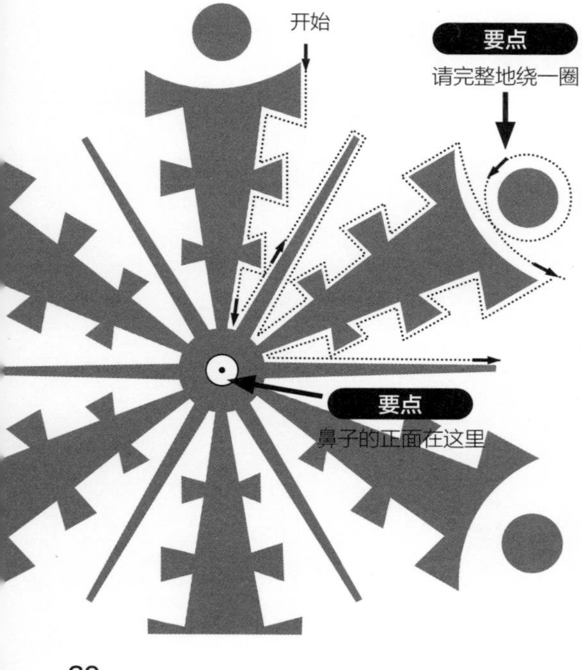
开始
要点
请完整地绕一圈
要点
鼻子的正面在这里

请注意描绘的顺序！

请将图画举起至中心与鼻尖同高的位置进行描绘。不要漏过任何小的凸起，让黑色的圆圈完整地绕一圈。目标是1分钟内完成这一圈的描绘。

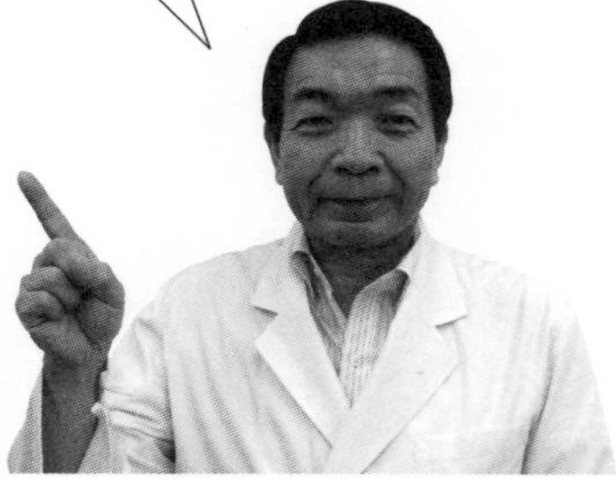

本部先生的个人简介

1954年出生于名古屋市。毕业于岐阜大学医学部。在综合医院工作后，他于2005年在名古屋站前开设了本贝眼科医院（现本贝诊所）并担任院长。他是日本整体医学协会顾问，致力于帮助患者在佩戴眼镜前维持视力。

“神奇图案”问题和回答

问题 有没有某些人群是不适合进行这项活动的？

回答 这项活动一般没有特定的限制，无论是儿童还是老年人都可以尝试。然而，对于那些怀疑有视网膜脱离情况的人，或者刚接受过视网膜脱离手术的患者，这些需要让眼睛得到充分休息的情况，建议不要进行此项活动，或者在进行前应先向主治医师咨询。

问题 观看一次大约需要多长时间？

回答 对于“神奇图案”，一开始可能需要大约2分钟来完整观看一遍。如果每次观看两套，每只眼睛各看一遍，那么总共需要8~10分钟。我们建议的目标是将每次观看时间缩短至1分钟。与其漫不经心地观看，不如集中精神，这样能够取得更好的效果。

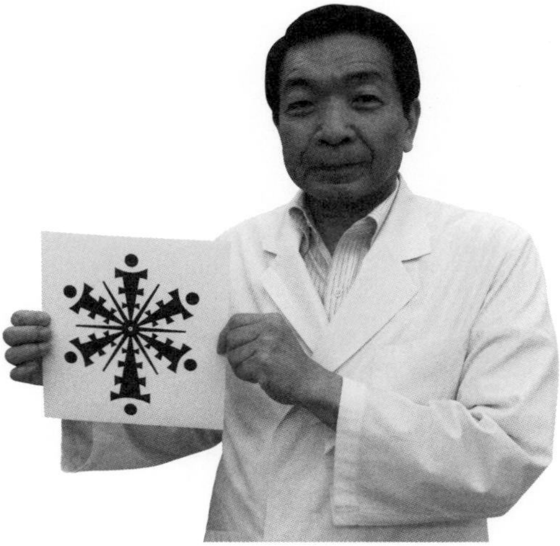

问题 可以贴在墙上使用吗？

回答 当然可以。如果你决定将其贴在墙面上，请选择如客厅这样光线充足的地方，并按照手持时的操作步骤进行。

问题 对缓解干眼症和眼疲劳也有效果吗？

回答 是的，“神奇图案”通过增强眼睛的调节能力和改善眼部血液循环，对干眼症和眼部疲劳也有效果。它不仅能帮助减轻眼睛充血，预防眼病，还能舒缓肩颈的不适。

问题 一天之内不能执行超过两次吗？

回答 并非绝对禁止，但就像身体其他部位的肌肉一样，眼睛周围的肌肉如果过度使用也会感到疲劳。建议以一天两次为标准。当然，如果你在使用完计算机或阅读后仍感到有余力，可以额外增加一次练习。

通过这个体操，让视力进一步得到提升！

“眼颈操”操作方法

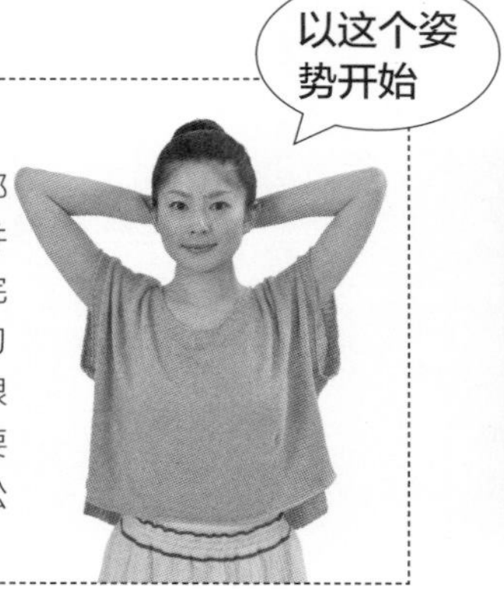

将双手交叉置于头部与颈部的交界处，并保持面向前方。在完成“神奇图案”练习之后，进行两组“眼颈操”，动作速度要慢到你觉得足够放松的程度。

1 上半身向右转

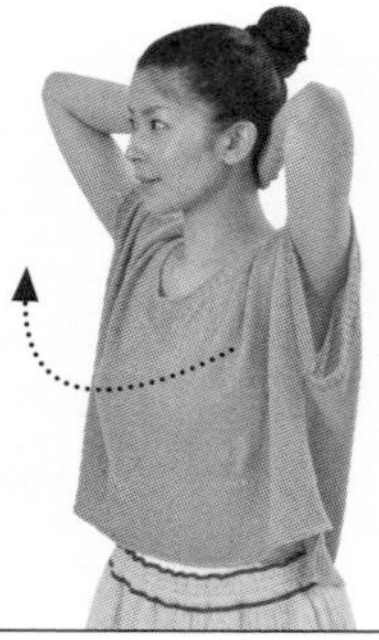

保持肩部高度不变，边吸气边将上半身向右转。此时尽量让眼睛看向右侧。边呼气边恢复到起始姿势。

2 上半身向左转

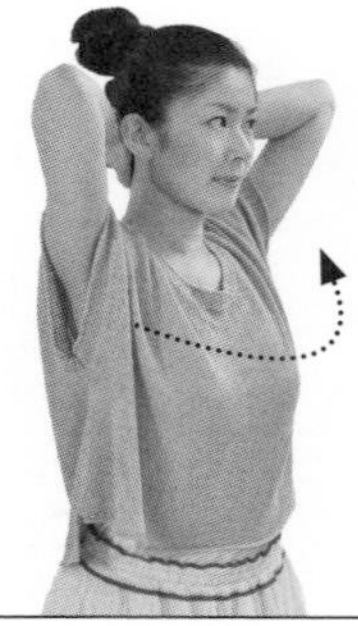

与步骤1相同，边吸气边将上半身向左转。此时尽量让眼睛看向左侧。边呼气边恢复到起始姿势。

3 将脸部和视线向下移动

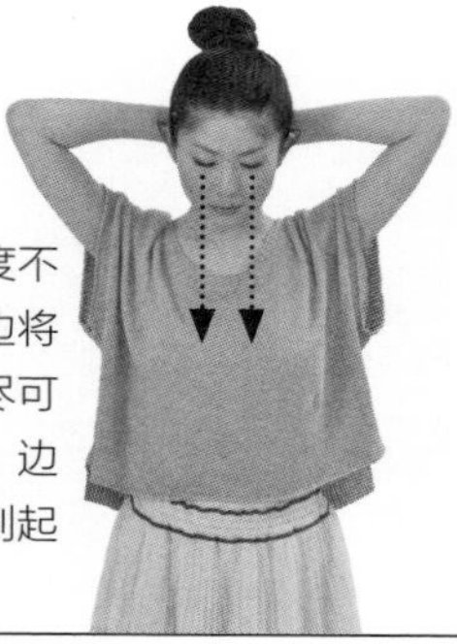

保持肩部高度不变，边吸气边将脸部和视线尽可能向下移动。边呼气边恢复到起始姿势。

4 将脸部和视线向上移动

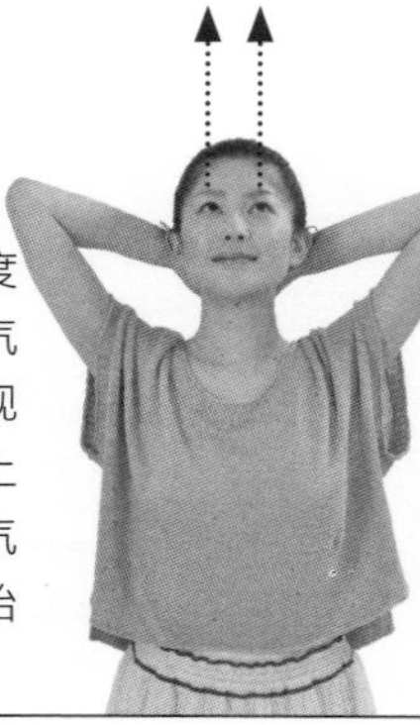

保持肩部高度不变，边吸气边将脸部和视线尽可能向上移动。边呼气边恢复到起始姿势。

第4部分

在眼睑内部，颜色发生反转，形成可见的**“残像图像”**

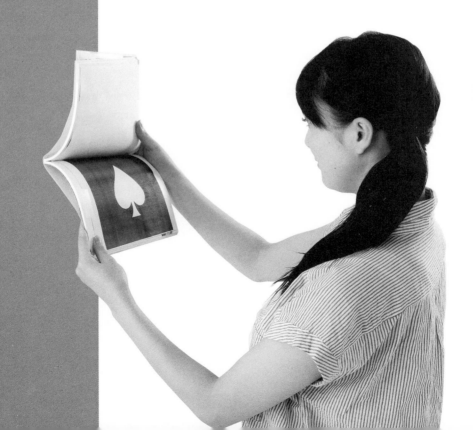

“残像图像”是一种能同时提升眼睛和大脑功能的简便方法

医学博士　医疗法人社团庆洋会理事长　黑濑岩

现代人的眼睛正面临硬化与萎缩的问题

在工作和个人生活中，我们越来越多地依赖于手机和计算机屏幕，这导致我们过度使用眼睛。因此，视力下降的人也变得常见。

当我们使用手机或计算机时，用于移动眼睛的肌肉几乎不被使用。这与保持同一姿势不动导致全身僵硬和萎缩的状态是相同的。

眼睛的功能依赖于肌肉的支持。其中重要的肌肉是睫状肌，它在调整晶状体（相当于相机镜头）的厚度以实现对焦时发挥作用。

许多人都有过这样的经历：长时间盯着手机屏幕后，一旦将目光移向远处，会发现周围的景色看起来变得模糊不清。如果这种状况持续发生，可能会导致视力下降。

然而，视力下降并不仅仅是眼睛本身的问题。

本质上，眼睛仅仅是捕捉外界光线的感觉器官，视网膜捕捉到的信息传递到大脑后，我们才能识别出所看到的物体。因此，为了提升视力，除了进行眼部的训练之外，对大脑的刺激也同样关键。

同时刺激眼睛和大脑的一个简单有效的方法是利用“残像图像”。

所谓“残像图像”，是指利用视网膜上的一种现象——残像效应。当我们长时间注视某个物体后，即使闭上眼睛，短时间内仍然能在闭合的眼睑上看到该物体的残像。

在这种情况下，我们所看到的残像并非物体的实际颜色，而是它们的颜色的互补色。例如，白色的互补色是黑色，黑色的互补色是白色。因此，原本是白色的区域在残像中会呈现为黑色，而原本是黑色的区域则在残像中呈现为白色。

这种训练方法非常简单。注视“残像图像”大约20秒，然后闭上眼睛。这样，视网膜上会浮现出模糊的残像（颜色反转的图像）。通过这一系列过程，眼睛接收到的信息被大脑记忆、识别和解释的能力将得到锻炼。

眼睛的肌肉在紧盯着某个目标时是紧张的，但当闭上眼睛时，这些肌肉则会放松。这种动作有助于对眼部肌肉进行拉伸，从而产生放松的效果。

远眺水平线和解决锻炼大脑的练习都很重要，但同时也请尝试这些简单易行的方法。

如此简单！观察浮现在眼睑上的“残像图像”的方法

1 请持续注视“残像图像”的中心部分大约20秒。在注视过程中，尝试记住这个图像。

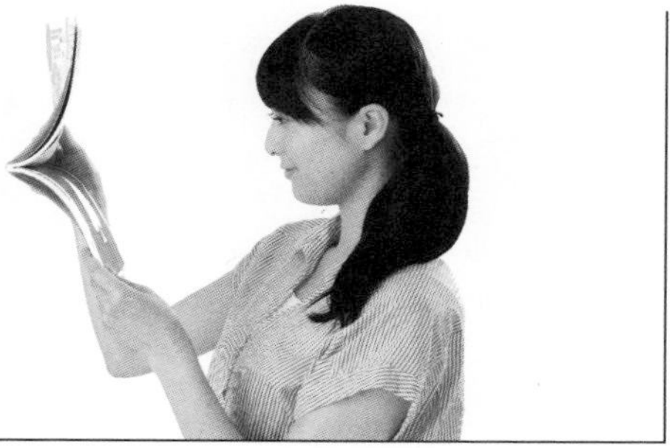

2 在注视了大约20秒后，请闭上眼睛。这样，一个模糊的残像（黑白颠倒的图像）就会在眼睑上浮现出来。

【注意】根据图像的不同，有些残像会清晰地浮现出来，而有些则需要一些时间才会浮现。

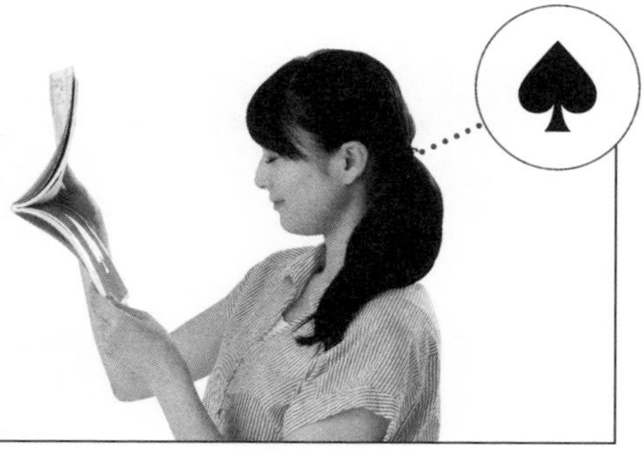

残像是如何浮现在眼睑上的

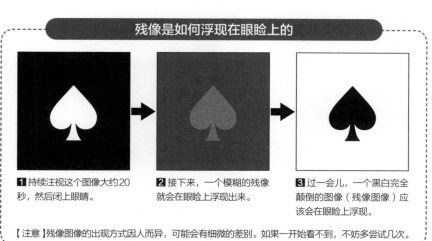

1 持续注视这个图像大约20秒，然后闭上眼睛。

2 接下来，一个模糊的残像就会在眼睑上浮现出来。

3 过一会儿，一个黑白完全颠倒的图像（残像图像）应该会在眼睑上浮现。

【注意】残像图像的出现方式因人而异，可能会有细微的差别。如果一开始看不到，不妨多尝试几次。

眼睑上浮现的『残像图像』

请持续注视残像图像的中心部分大约20秒。在继续注视并试图记住图像之后，请闭上眼睛。

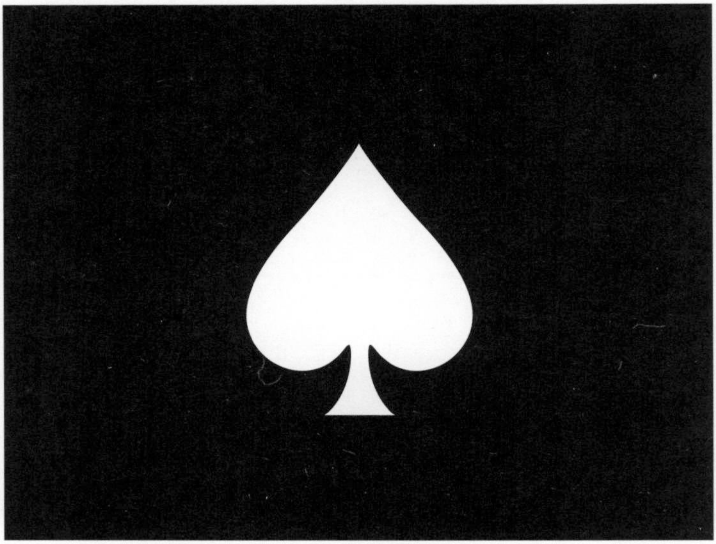

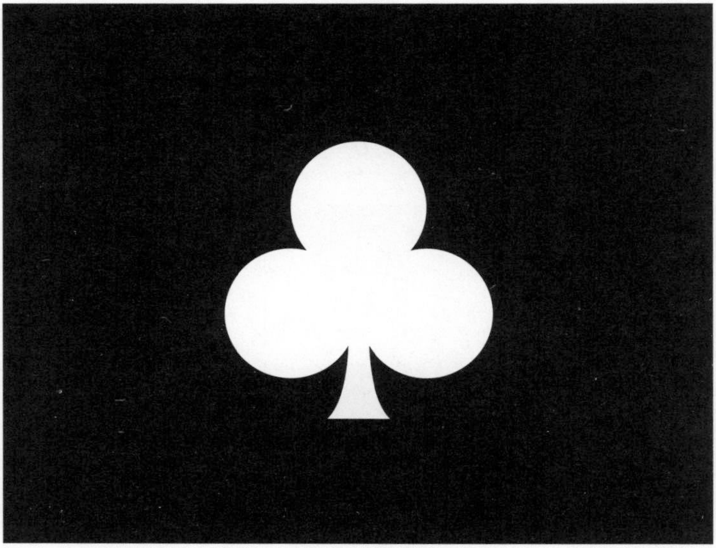

眼睑上浮现的『残像图像』

请持续注视残像图像的中心部分大约20秒。在继续注视并试图记住图像之后，请闭上眼睛。

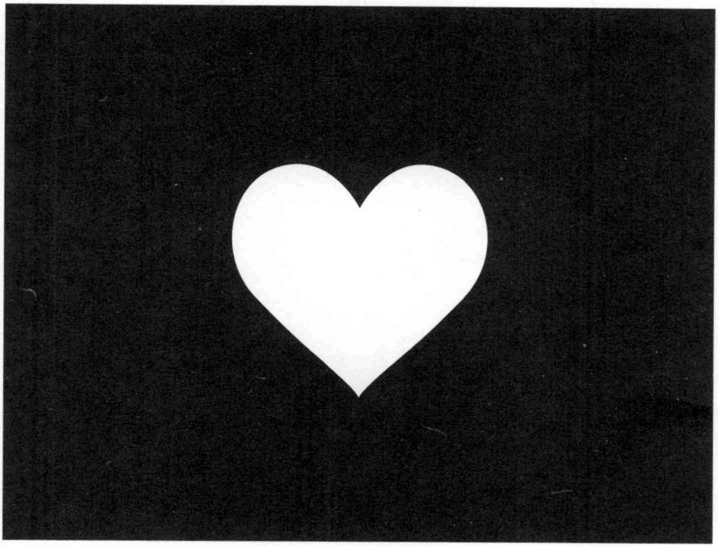

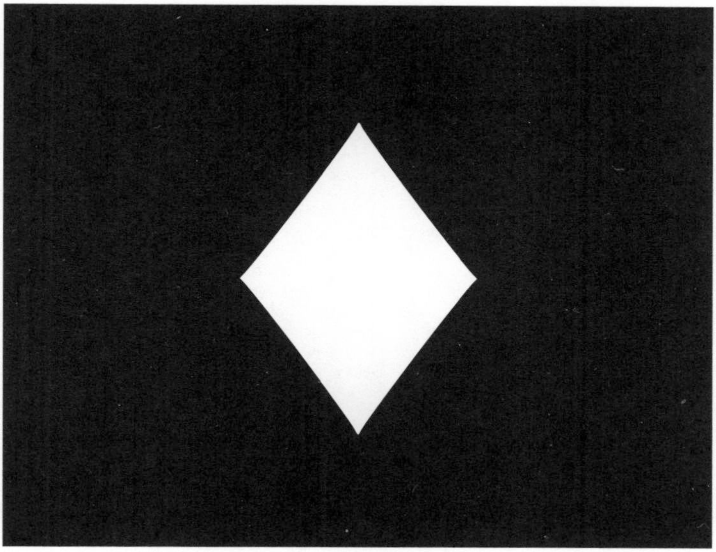

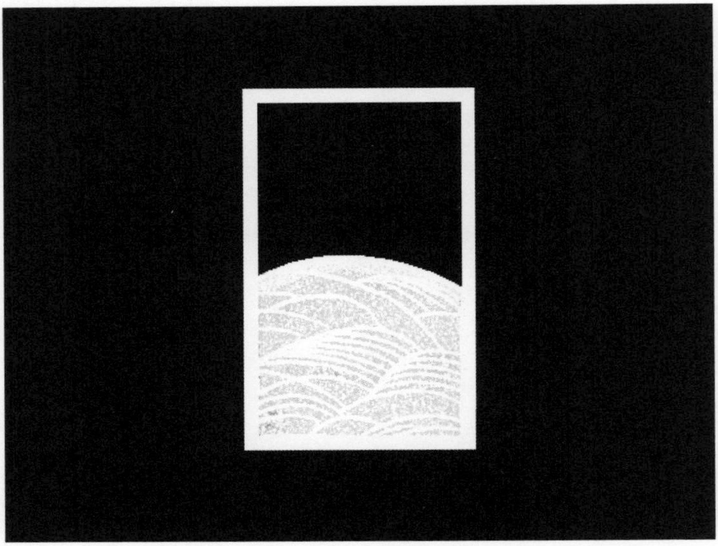

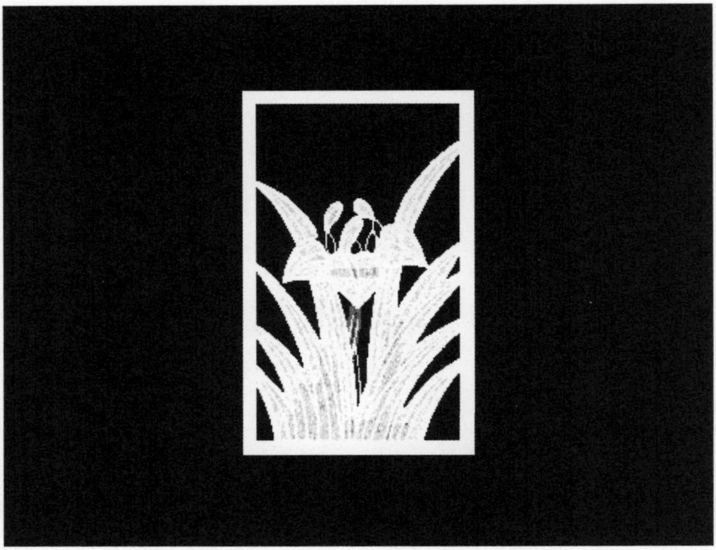

眼睑上浮现的『残像图像』

请持续注视残像图像的中心部分大约20秒。在继续注视并试图记住图像之后，请闭上眼睛。

眼睑上浮现的『残像图像』

请持续注视残像图像的中心部分大约20秒。在继续注视并试图记住图像之后，请闭上眼睛。

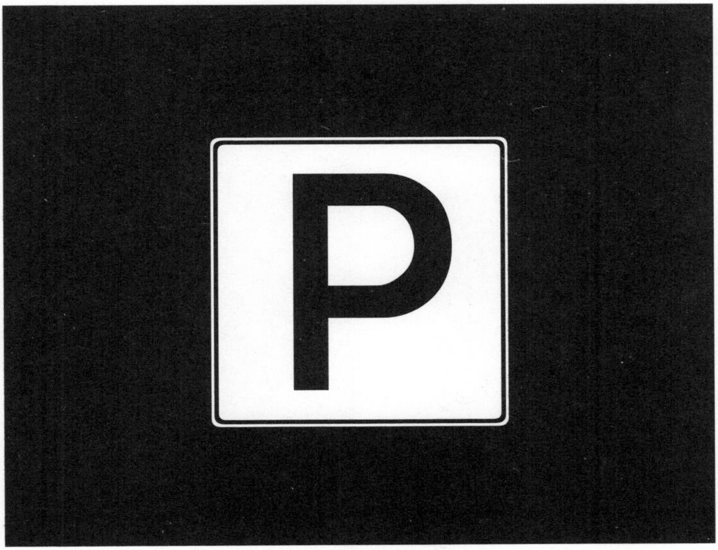

眼睑上浮现的『残像图像』

请持续注视残像图像的中心部分大约20秒。在继续注视并试图记住图像之后，请闭上眼睛。

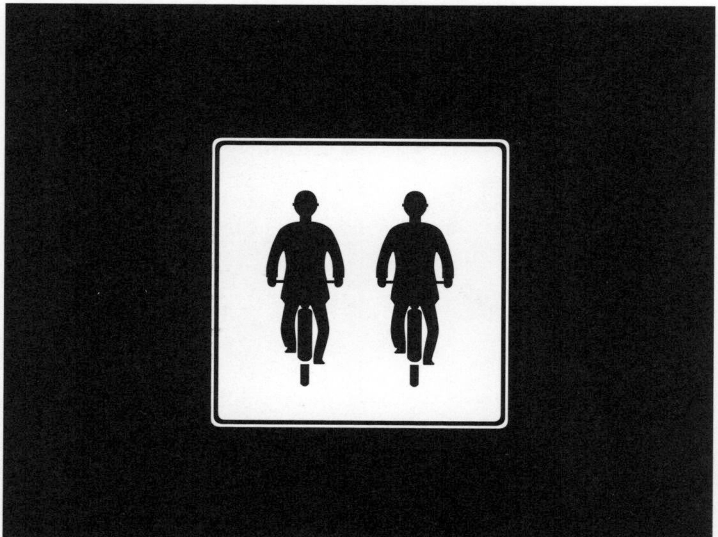

眼睑上浮现的『残像图像』

请持续注视残像图像的中心部分大约20秒。在继续注视并试图记住图像之后，请闭上眼睛。

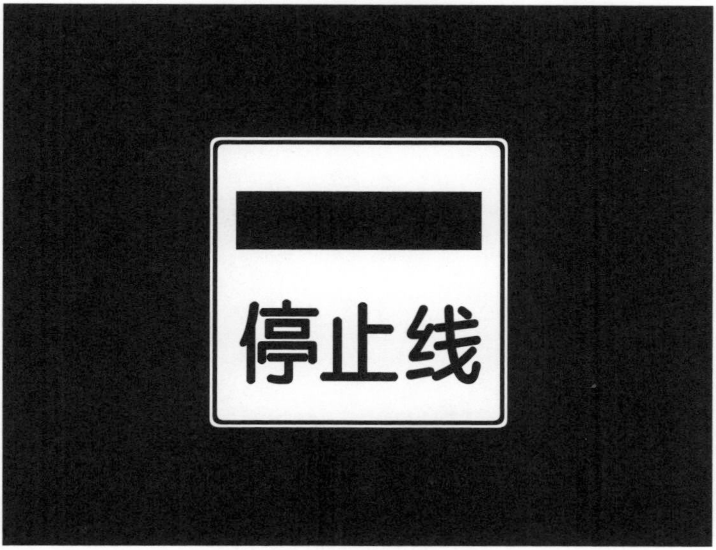

眼睑上浮现的『残像图像』

请持续注视残像图像的中心部分大约20秒。在继续注视并试图记住图像之后，请闭上眼睛。

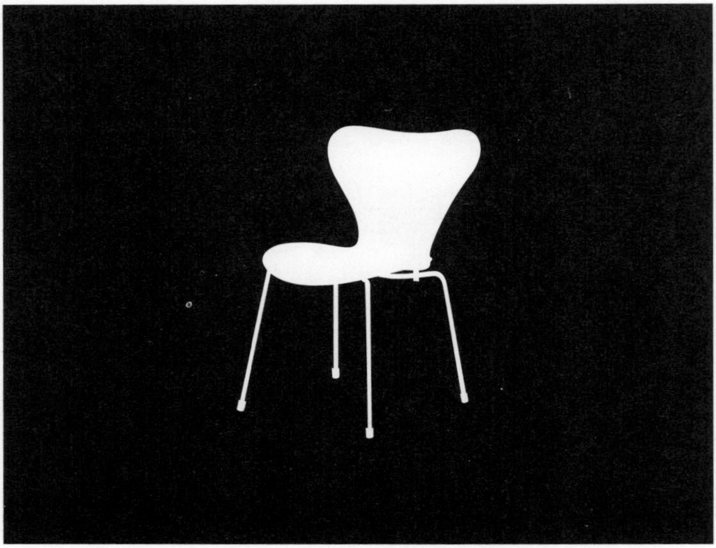

眼睑上浮现的『残像图像』

请持续注视残像图像的中心部分大约20秒。在继续注视并试图记住图像之后，请闭上眼睛。

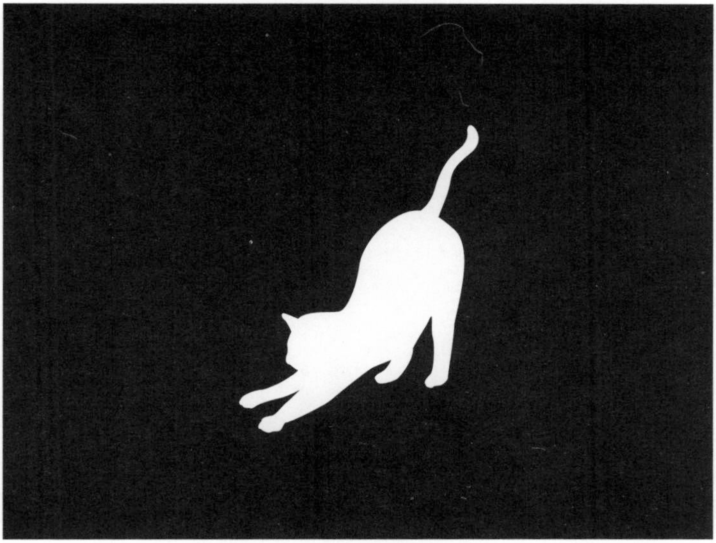

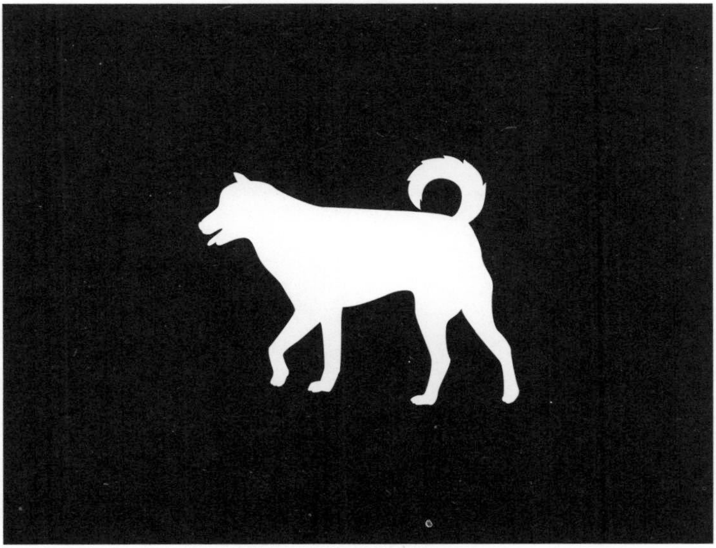

眼睑上浮现的『残像图像』

请持续注视残像图像的中心部分大约20秒。在继续注视并试图记住图像之后，请闭上眼睛。

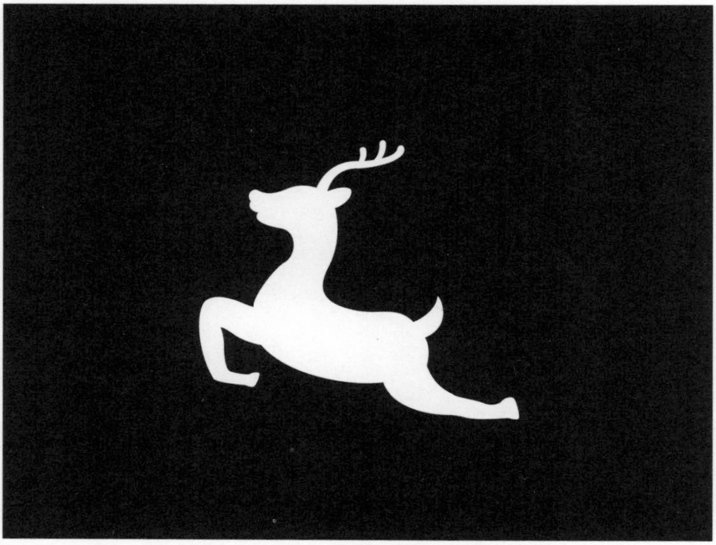

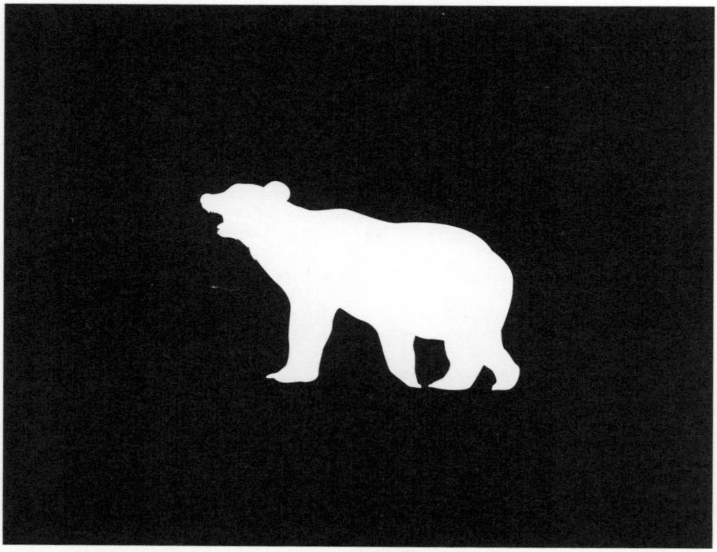

眼睑上浮现的『残像图像』

请持续注视残像图像的中心部分大约20秒。在继续注视并试图记住图像之后，请闭上眼睛。

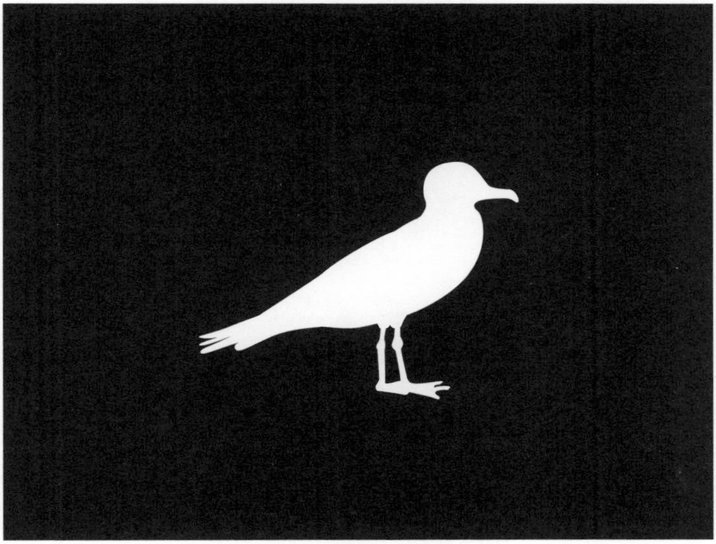

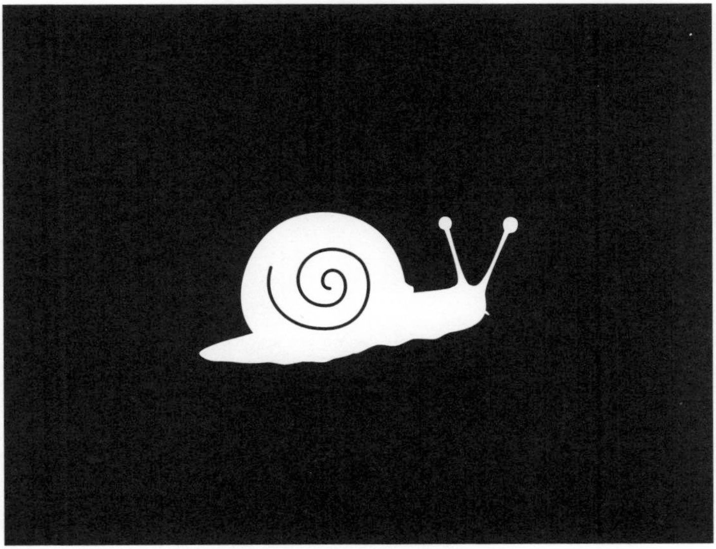

眼睑上浮现的『残像图像』

请持续注视残像图像的中心部分大约20秒。在继续注视并试图记住图像之后，请闭上眼睛。

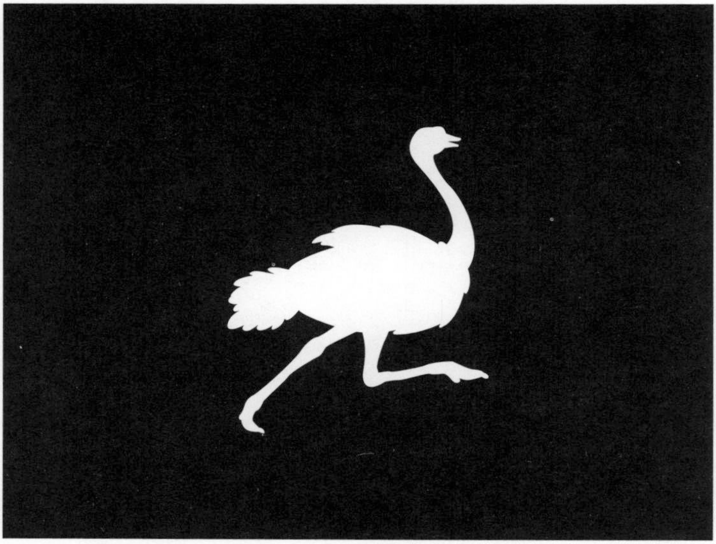

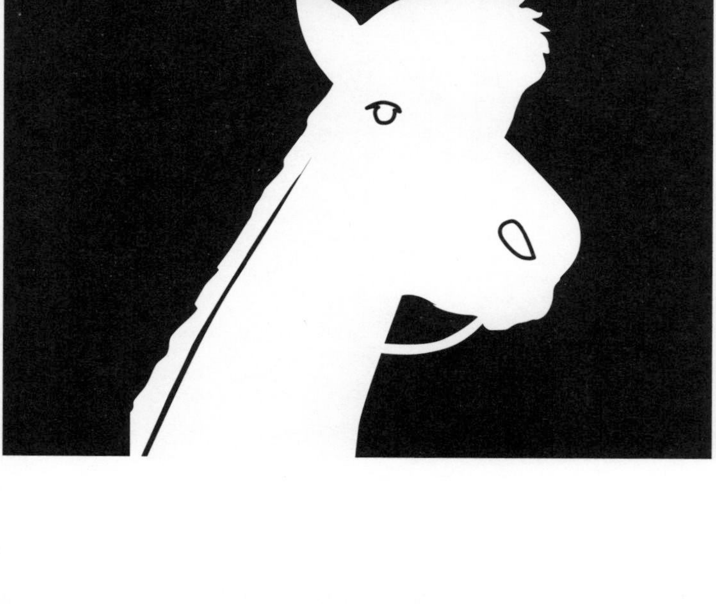

眼睑上浮现的『残像图像』

请持续注视残像图像的中心部分大约20秒。在继续注视并试图记住图像之后，请闭上眼睛。

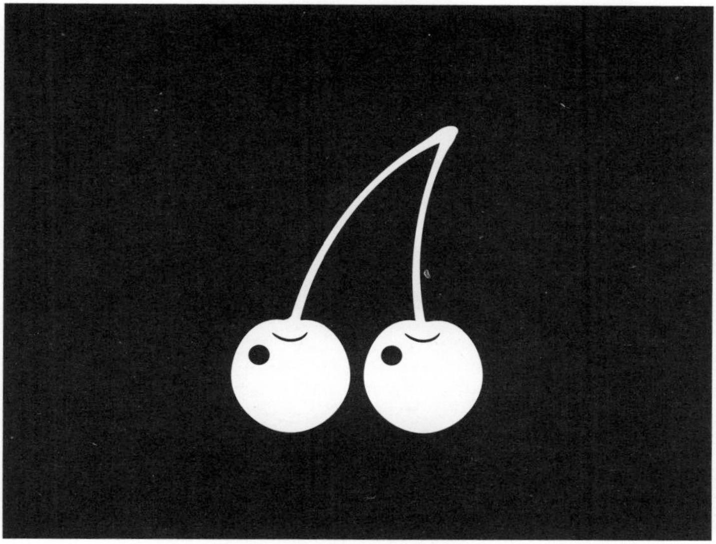

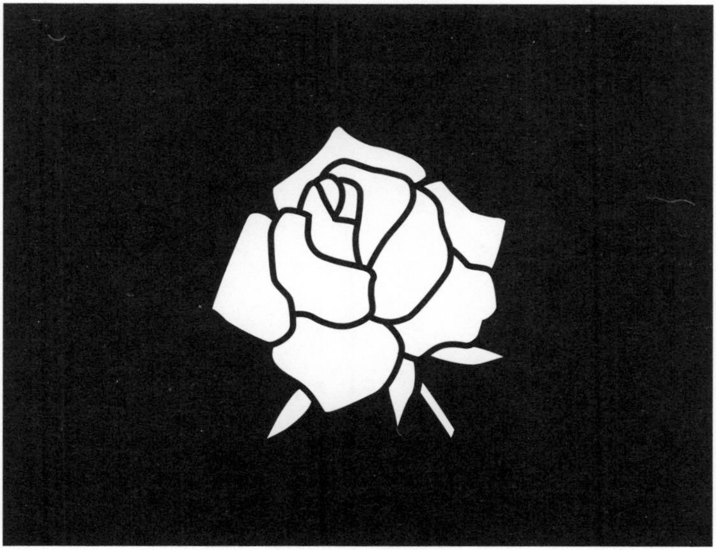

眼睑上浮现的『残像图像』

请持续注视残像图像的中心部分大约20秒。在继续注视并试图记住图像之后，请闭上眼睛。

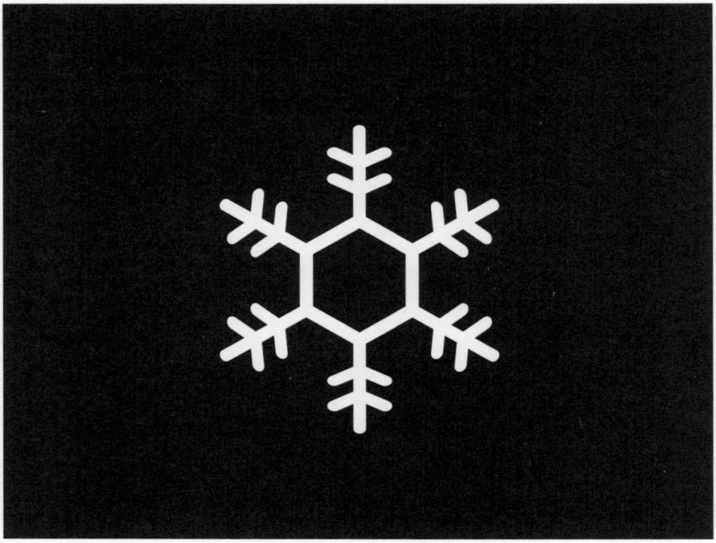

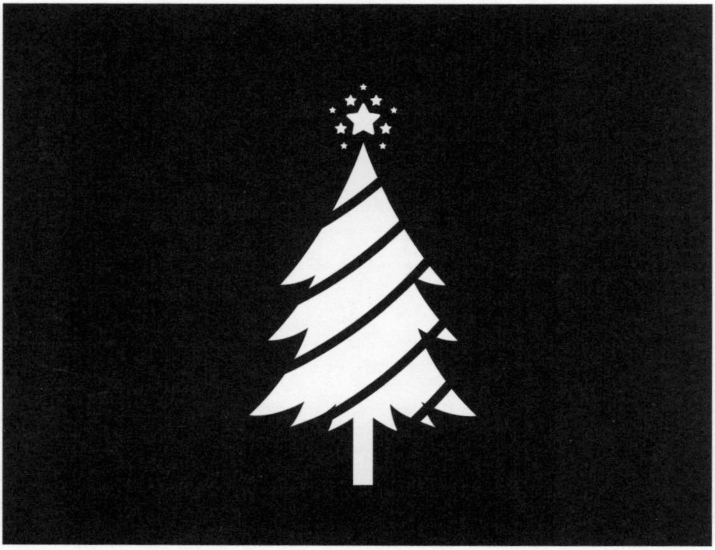

眼睑上浮现的「残像图像」

请持续注视残像图像的中心部分大约20秒。在继续注视并试图记住图像之后，请闭上眼睛。

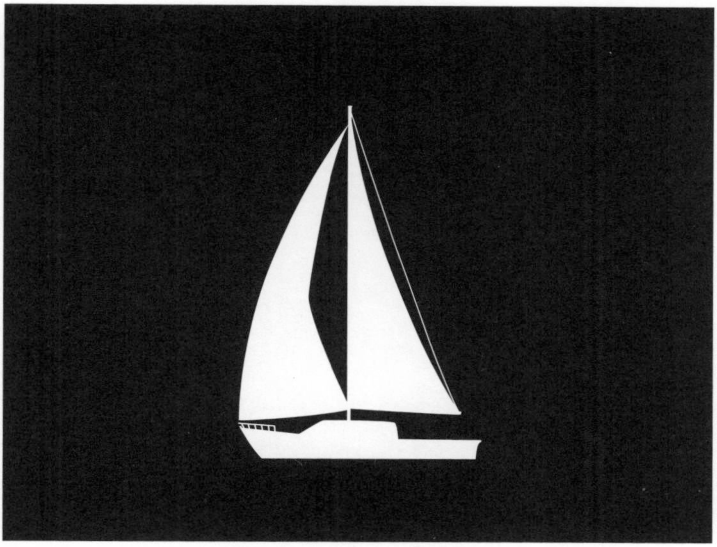

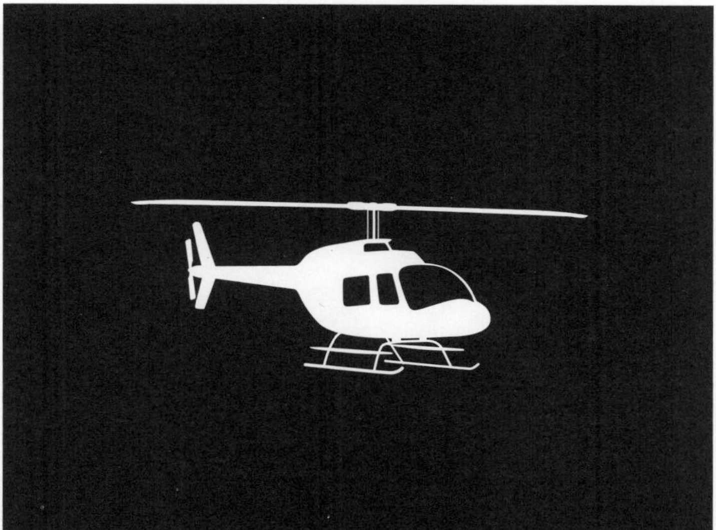

眼睑上浮现的『残像图像』

请持续注视残像图像的中心部分大约20秒。在继续注视并试图记住图像之后，请闭上眼睛。

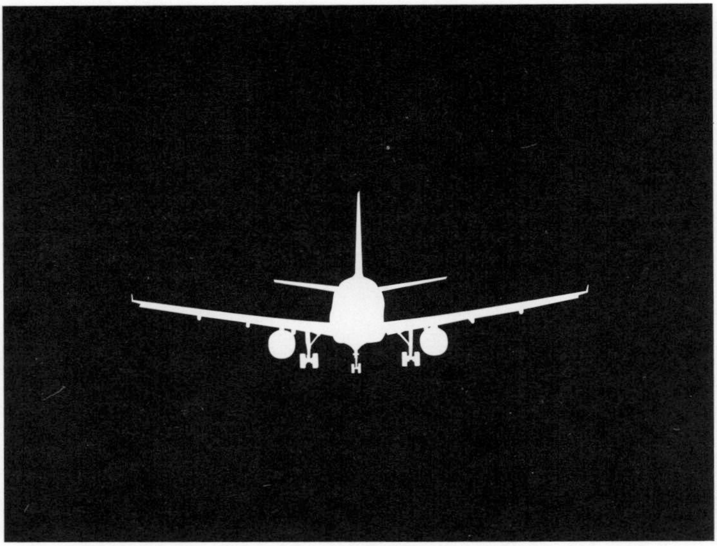

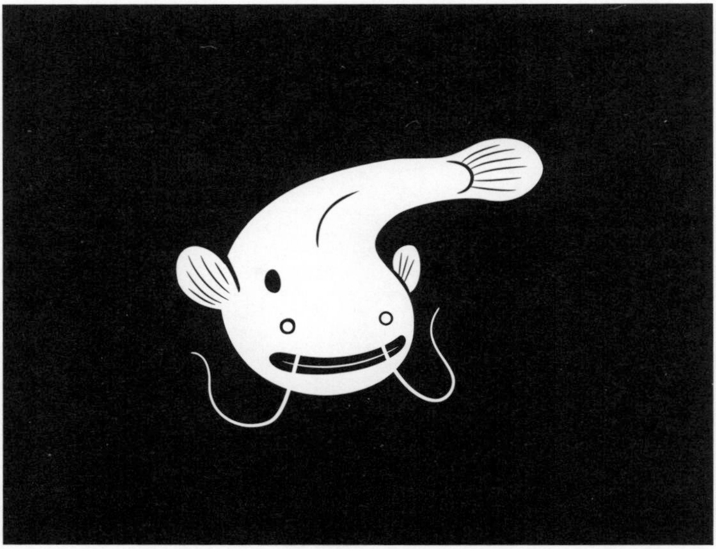

眼睑上浮现的『残像图像』

请持续注视残像图像的中心部分大约20秒。在继续注视并试图记住图像之后，请闭上眼睛。

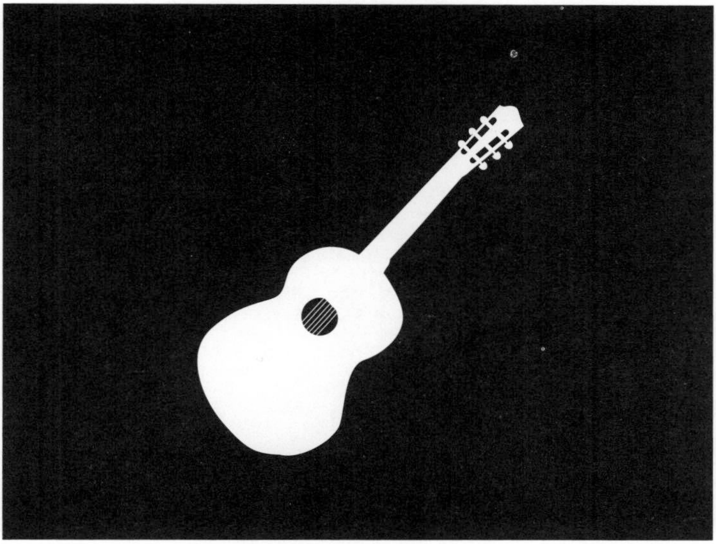

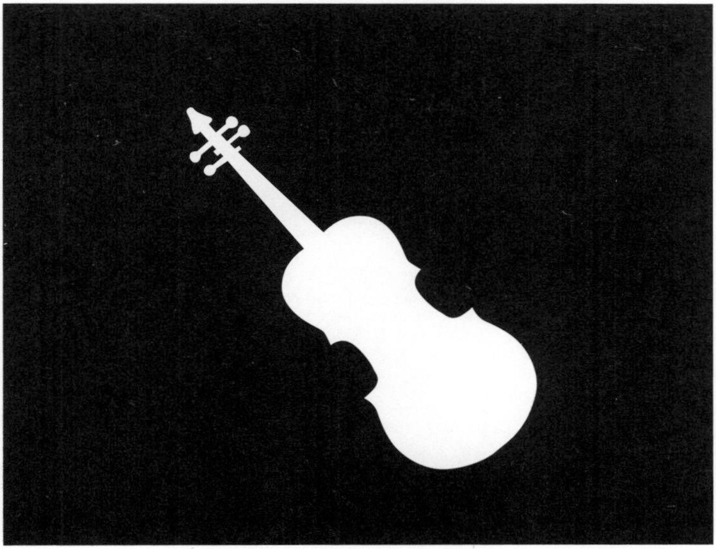

眼睑上浮现的『残像图像』

请持续注视残像图像的中心部分大约20秒。在继续注视并试图记住图像之后，请闭上眼睛。

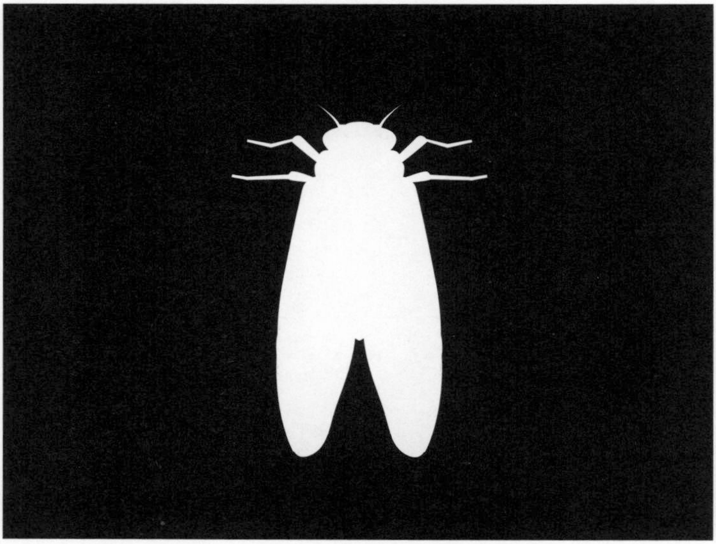

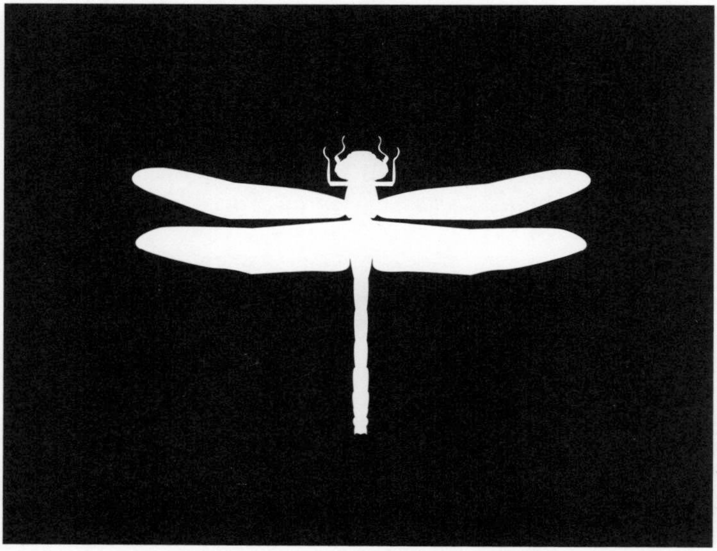

眼睑上浮现的『残像图像』

请持续注视残像图像的中心部分大约20秒。在继续注视并试图记住图像之后，请闭上眼睛。

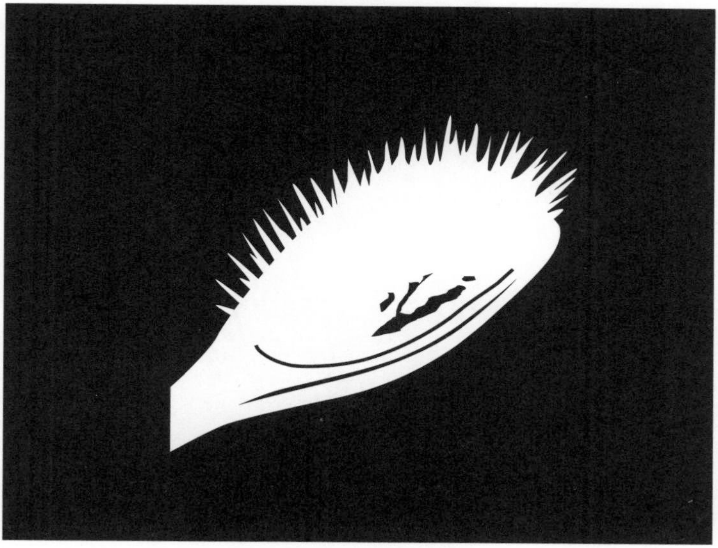

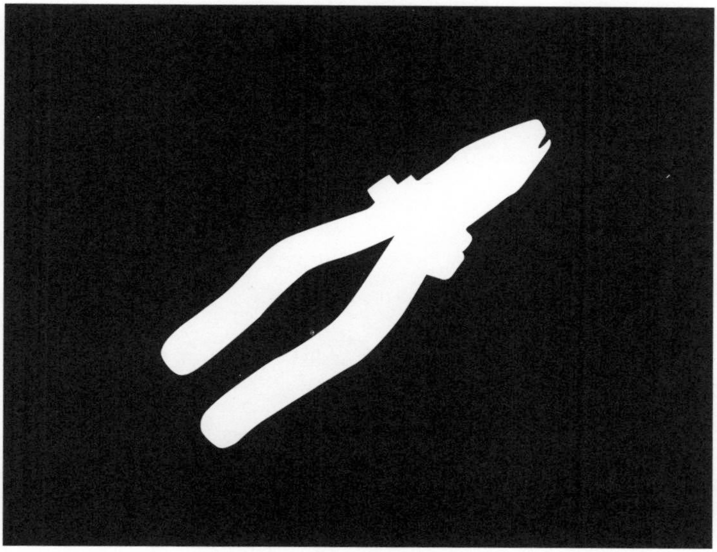

眼睑上浮现的『残像图像』

请持续注视残像图像的中心部分大约20秒。在继续注视并试图记住图像之后，请闭上眼睛。

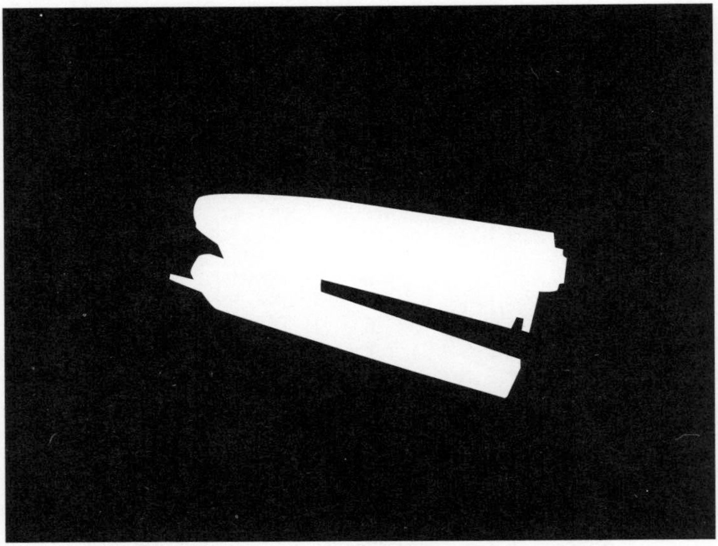

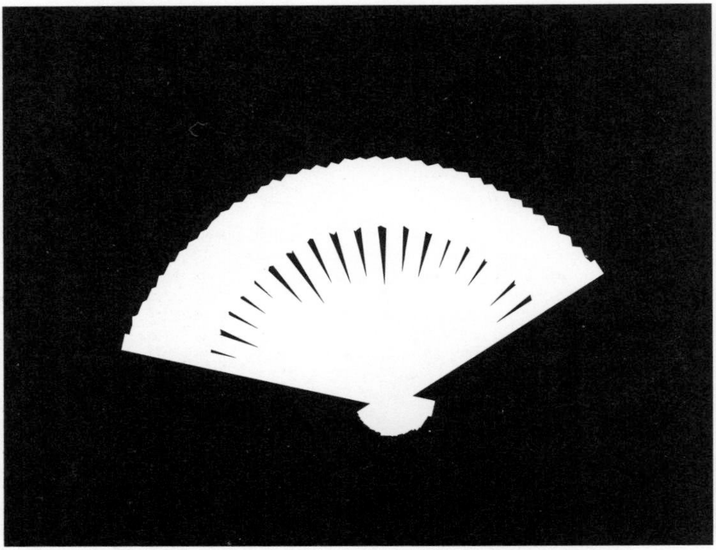

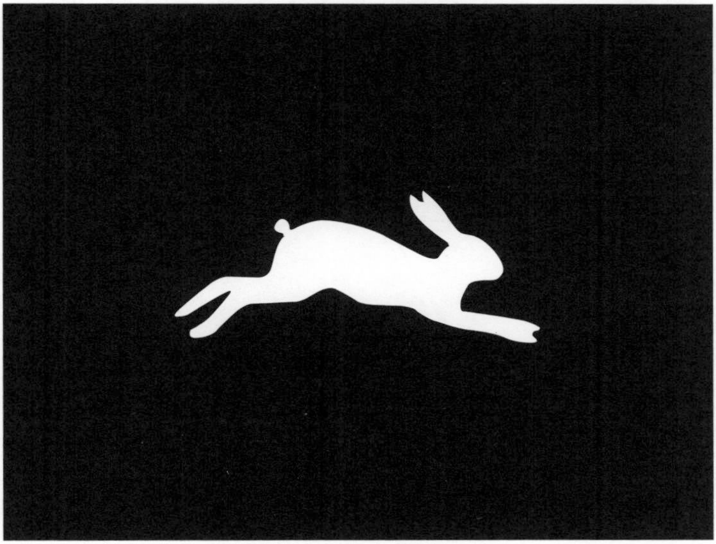

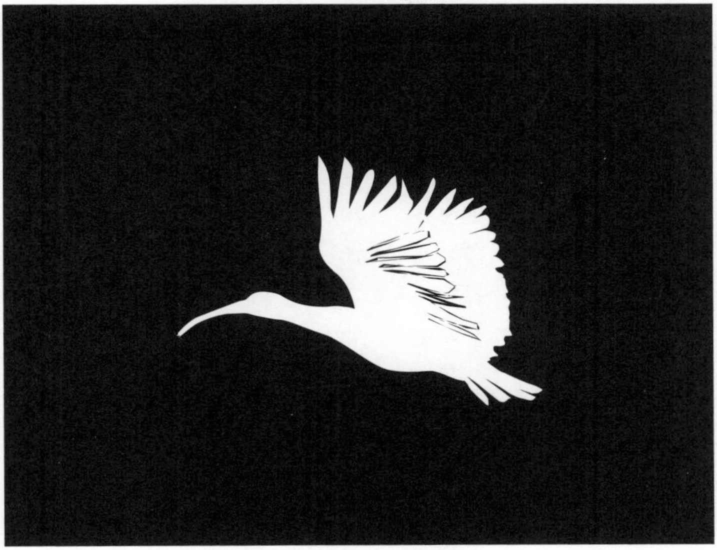

眼睑上浮现的『残像图像』

请持续注视残像图像的中心部分大约20秒。在继续注视并试图记住图像之后，请闭上眼睛。

眼睑上浮现的『残像图像』

请持续注视残像图像的中心部分大约20秒。在继续注视并试图记住图像之后，请闭上眼睛。

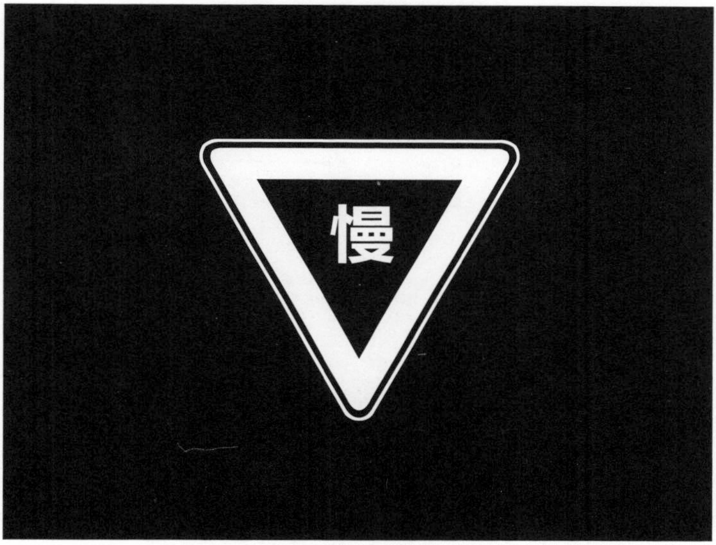

请持续注视残像图像的中心部分大约20秒。在继续注视并试图记住图像之后，请闭上眼睛。

眼睑上浮现的『残像图像』

请持续注视残像图像的中心部分大约20秒。在继续注视并试图记住图像之后，请闭上眼睛。

眼睑上浮现的『残像图像』

请持续注视残像图像的中心部分大约20秒。在继续注视并试图记住图像之后，请闭上眼睛。

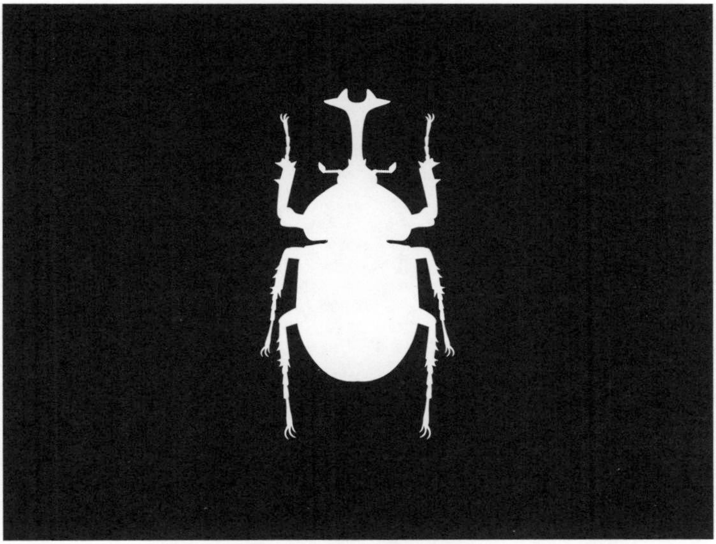

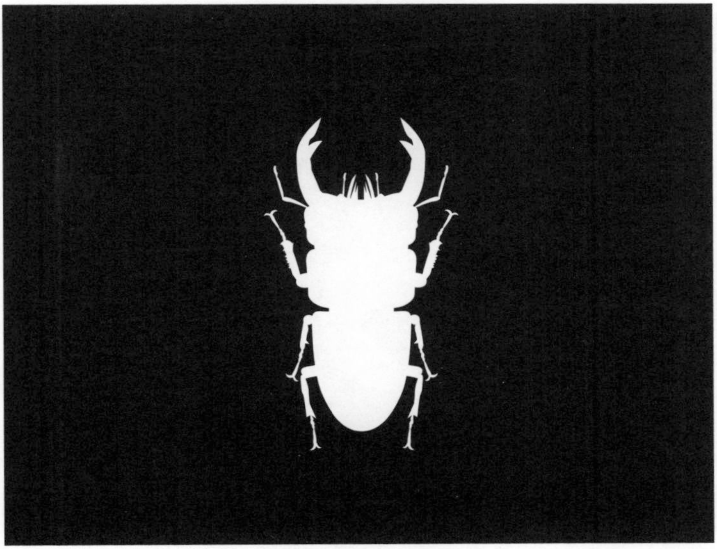

眼睑上浮现的『残像图像』

请持续注视残像图像的中心部分大约20秒。在继续注视并试图记住图像之后，请闭上眼睛。

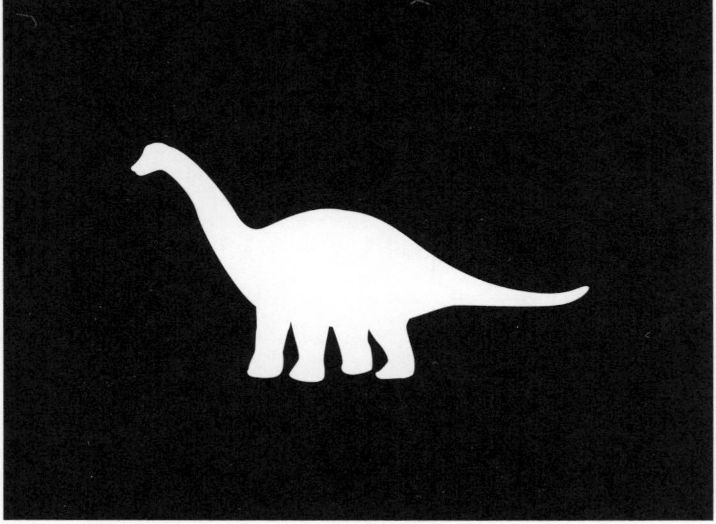

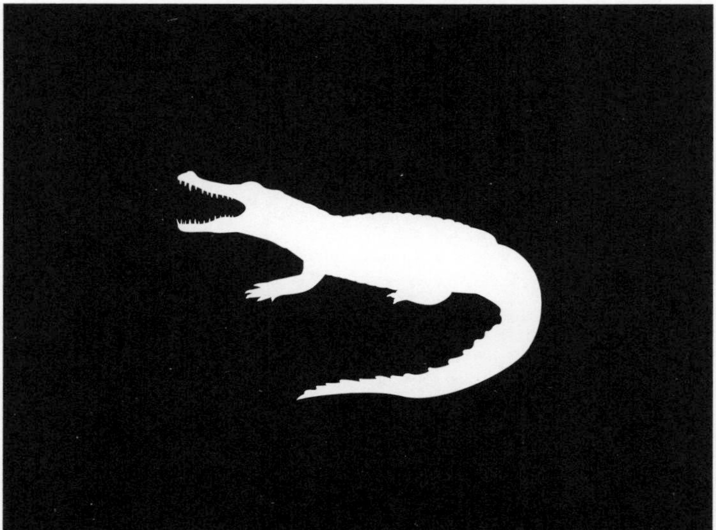

眼睑上浮现的『残像图像』

请持续注视残像图像的中心部分大约20秒。在继续注视并试图记住图像之后，请闭上眼睛。

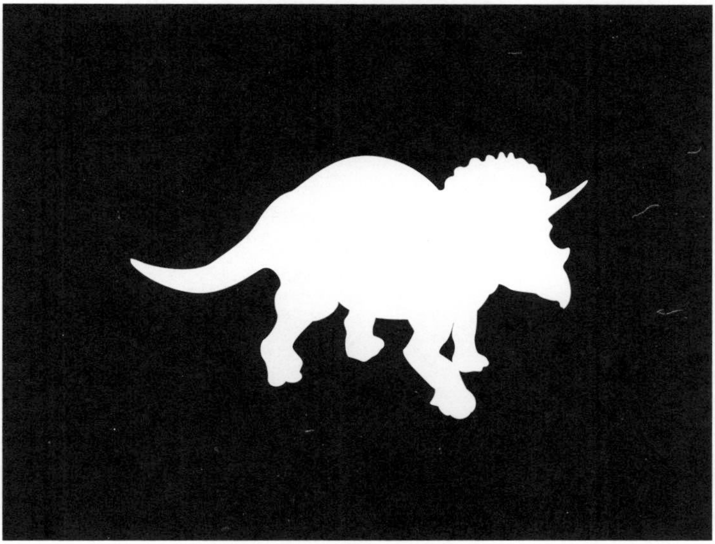

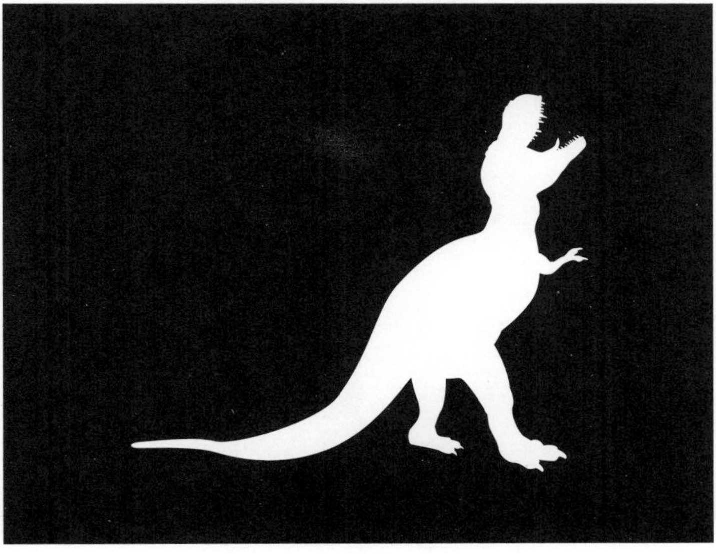

眼睑上浮现的『残像图像』

请持续注视残像图像的中心部分大约20秒。在继续注视并试图记住图像之后，请闭上眼睛。

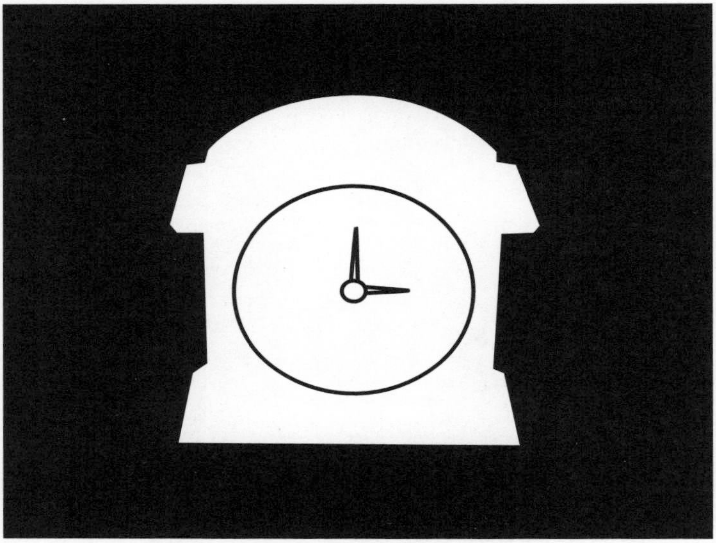

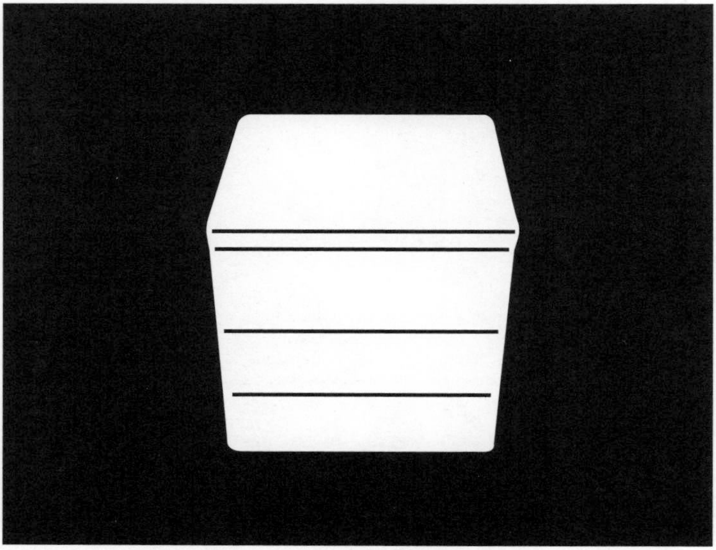

眼睑上浮现的『残像图像』

请持续注视残像图像的中心部分大约20秒。在继续注视并试图记住图像之后，请闭上眼睛。

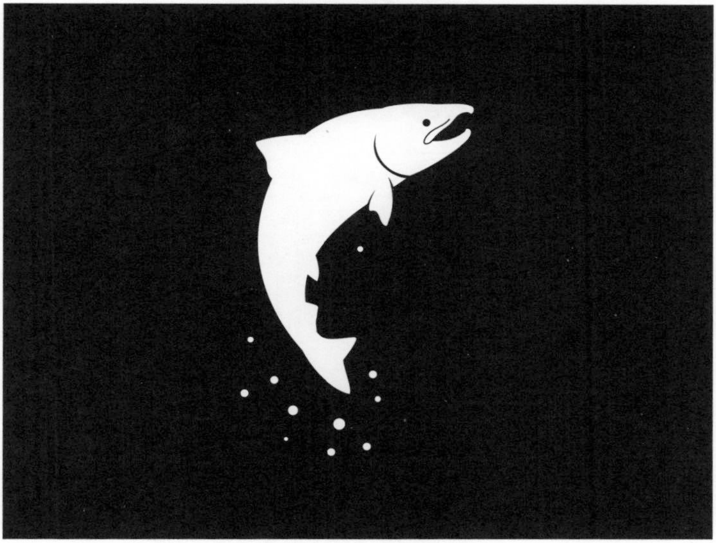

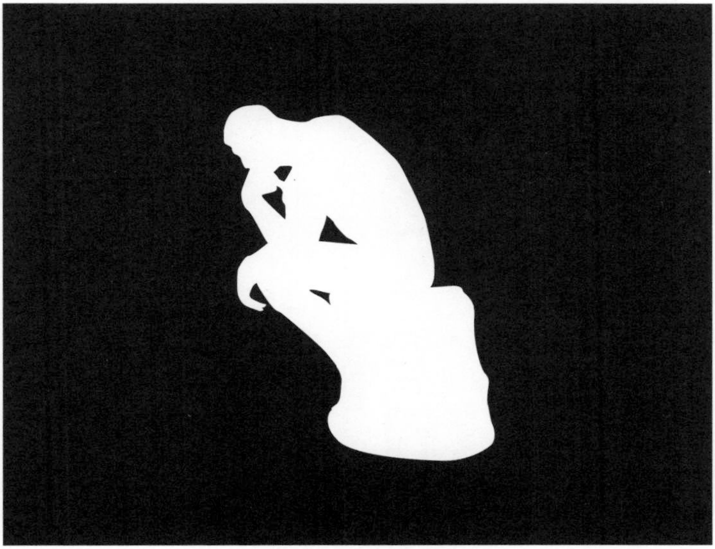

「残像图像」答案

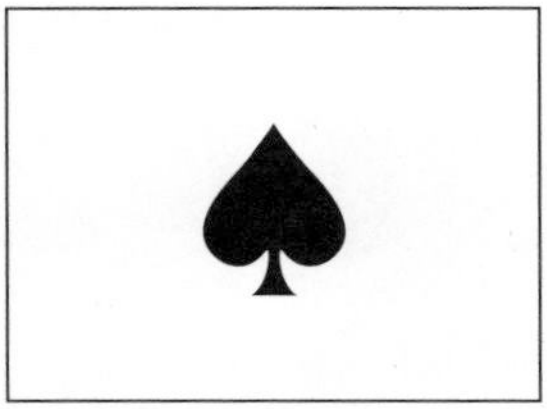
P36上　黑桃

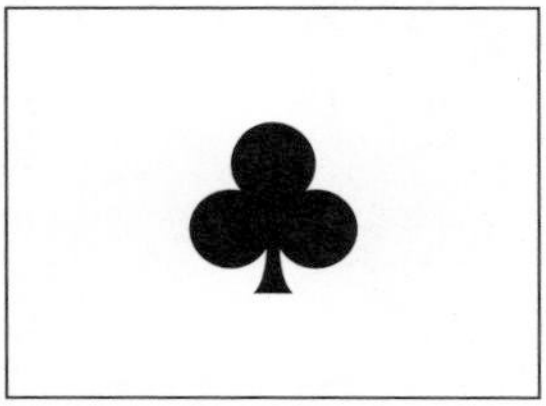
P36下　梅花

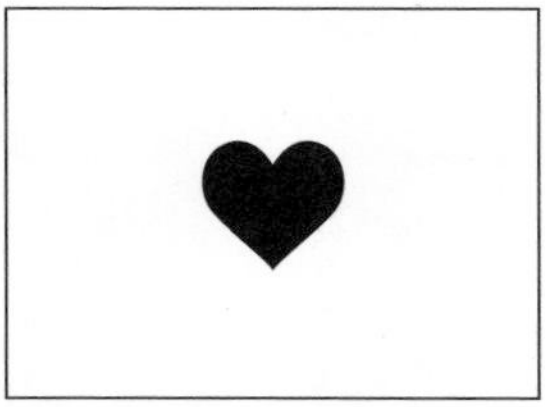
P37上　桃心

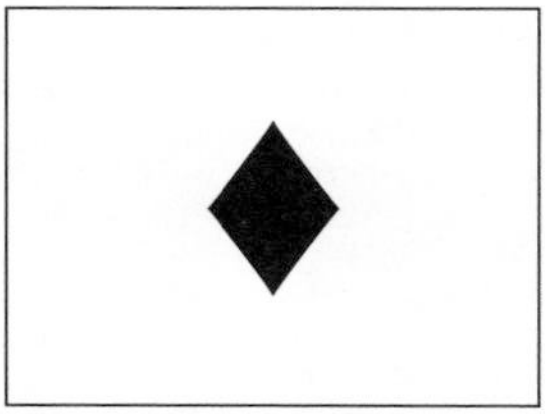
P37下　菱形

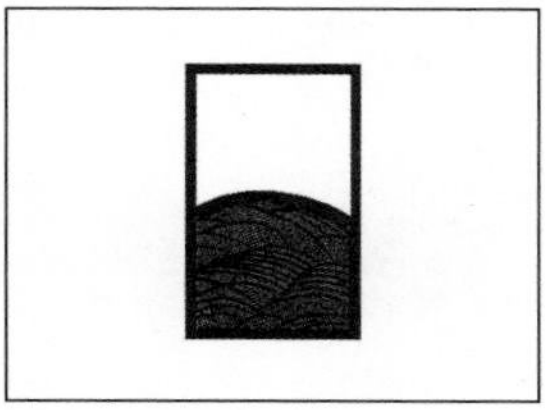
P38上　芒草的空牌（日本花札纸牌中的一张牌）

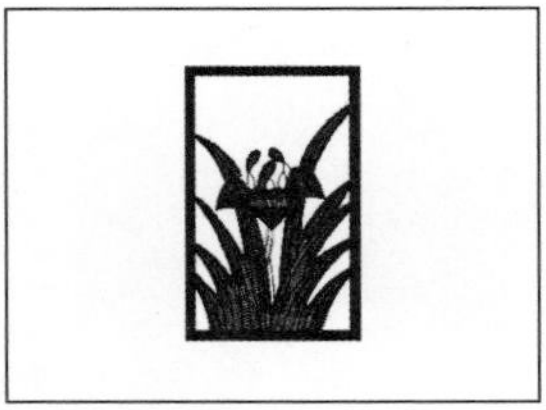
P38下　菖蒲的空牌

P39上　危险

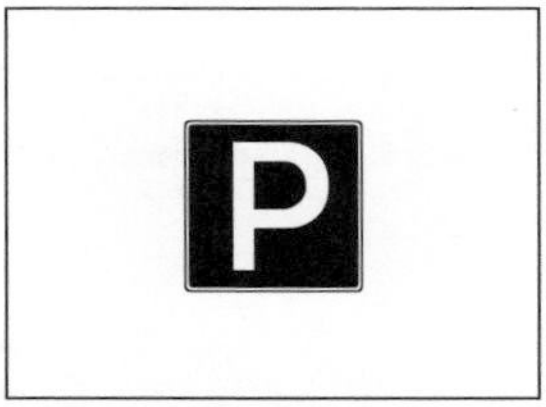

P39下　可以停车

P40上　单向通行

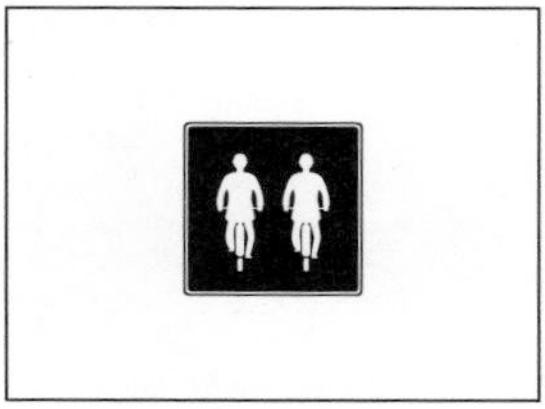
P40下　双人并行骑车

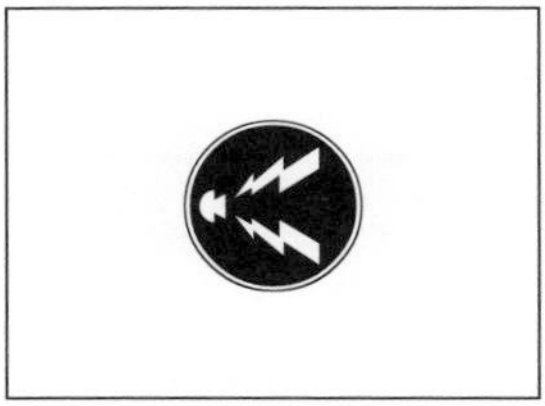
P41上　就像鸣响警笛

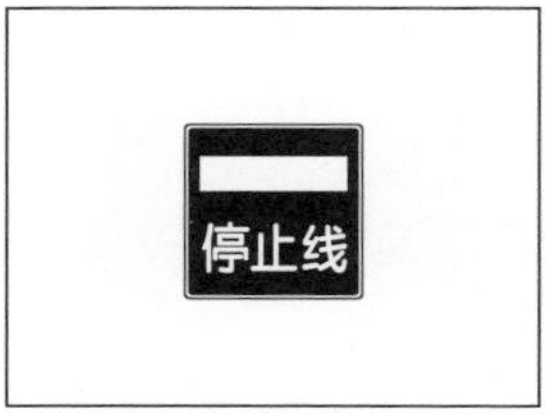

P41下　停止线

P42上　紧急出口

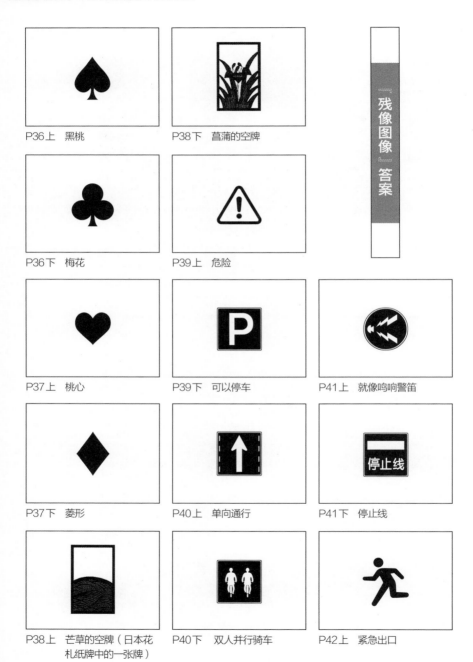

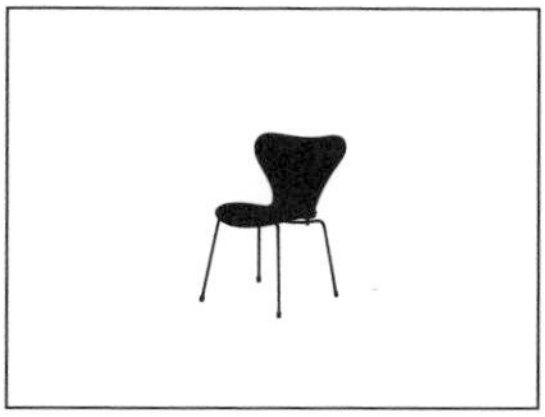
P42下　椅子

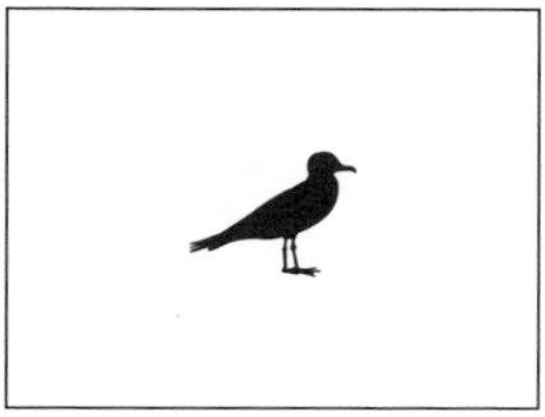
P45上　海鸥

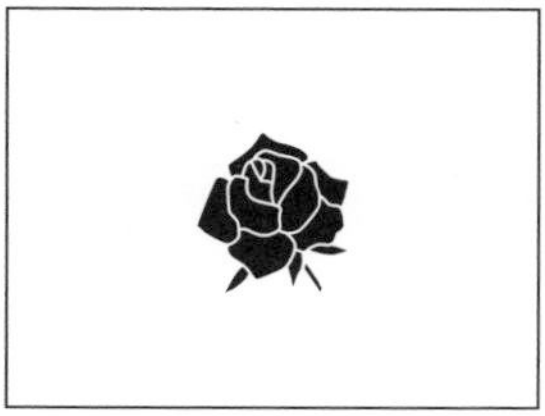
P47下　玫瑰

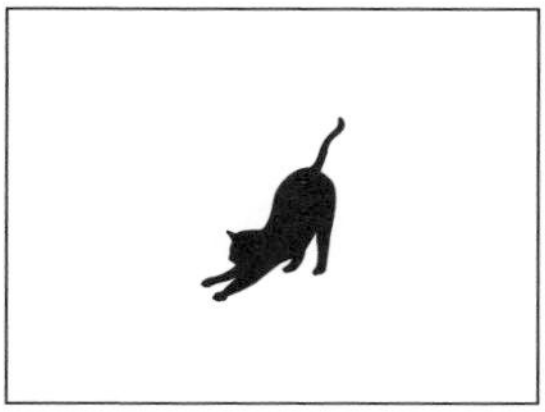
P43上　猫

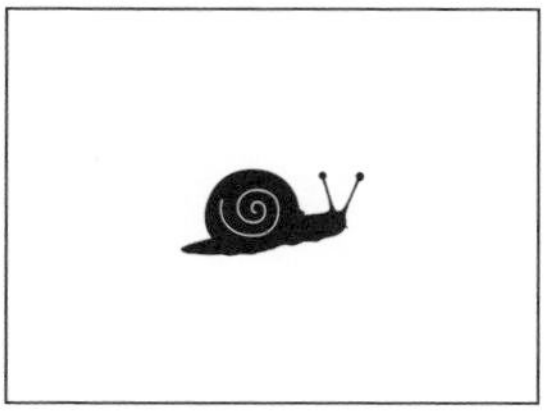
P45下　蜗牛

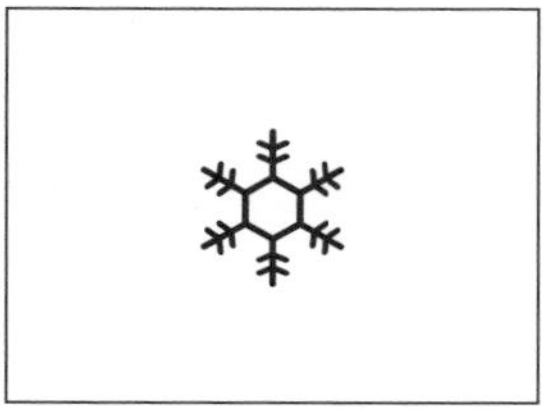
P48上　雪花结晶

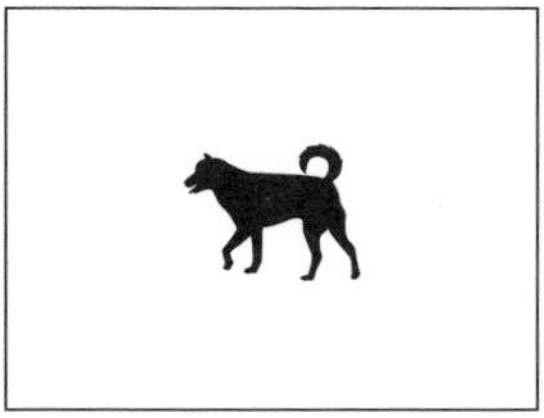
P43下　狗

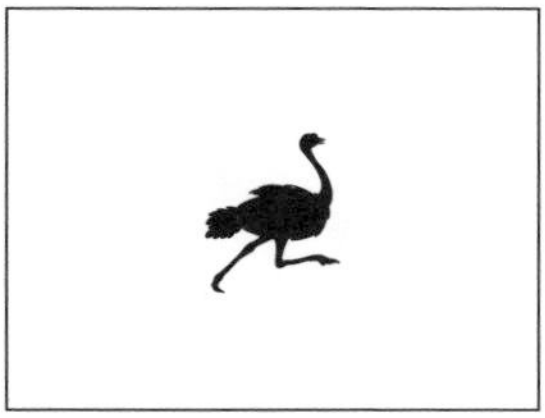
P46上　鸵鸟

P48下　圣诞树

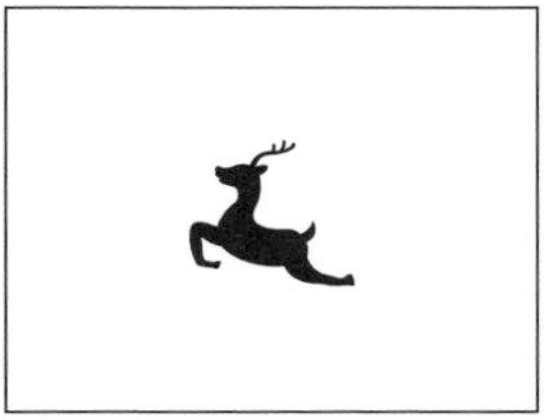
P44上　驯鹿

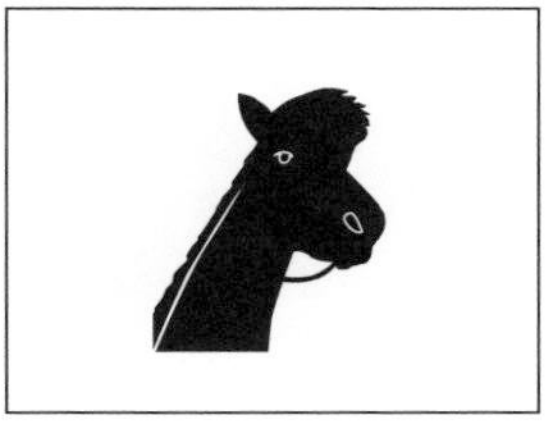
P46下　马

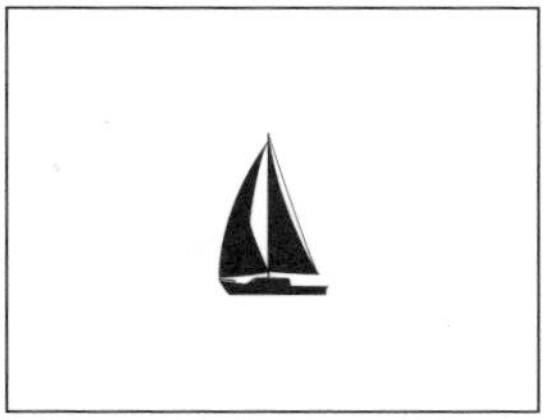
P49上　帆船

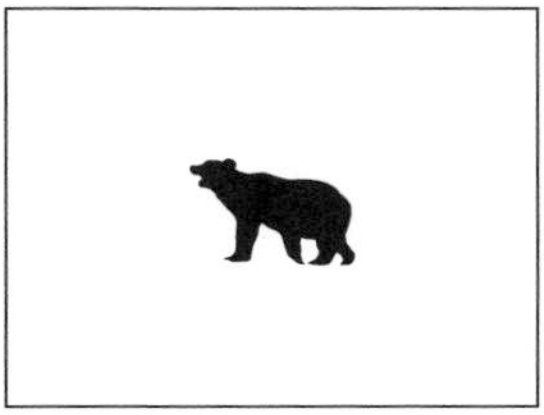
P44下　熊

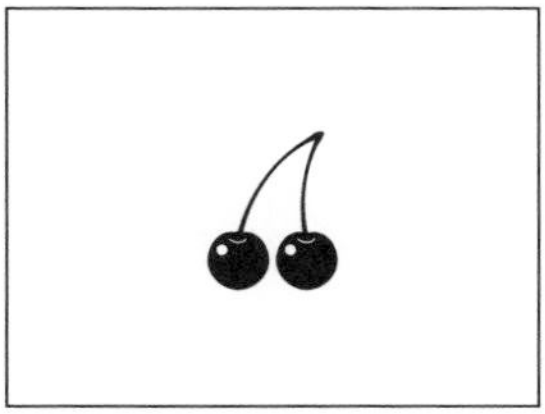
P47上　樱桃

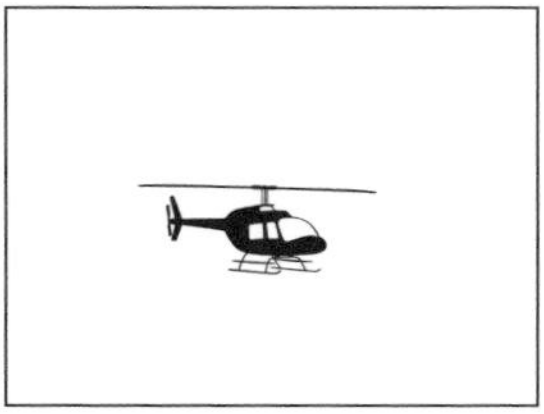
P49下　直升机

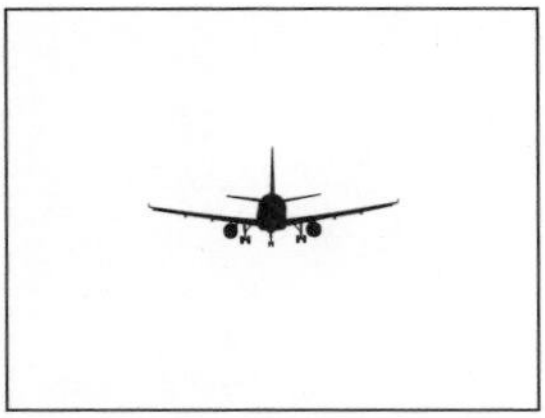

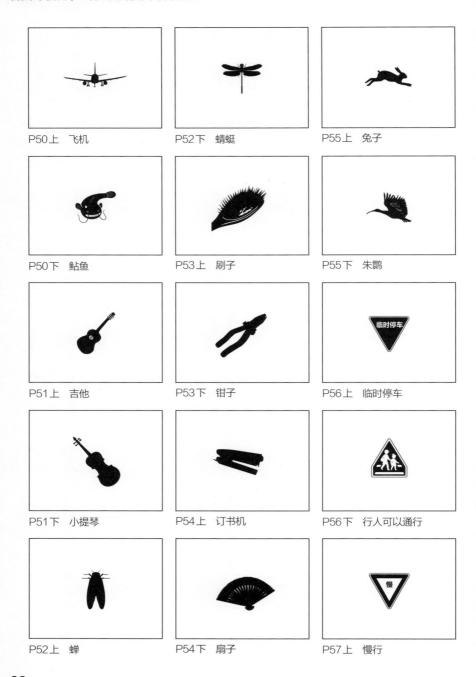

P50上　飞机

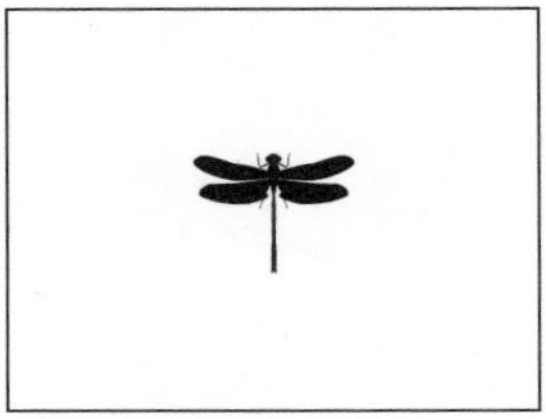

P52下　蜻蜓

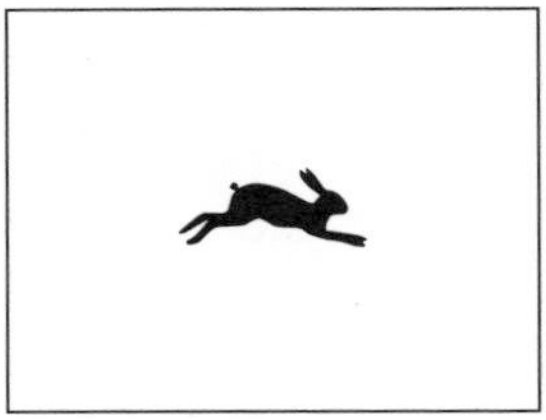

P55上　兔子

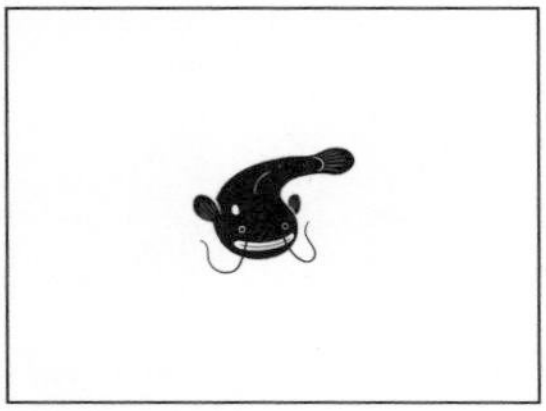

P50下　鲇鱼

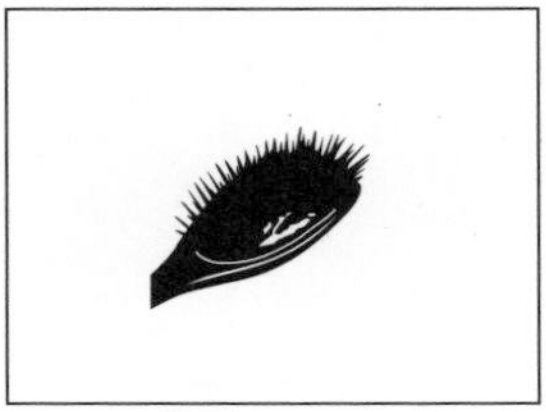

P53上　刷子

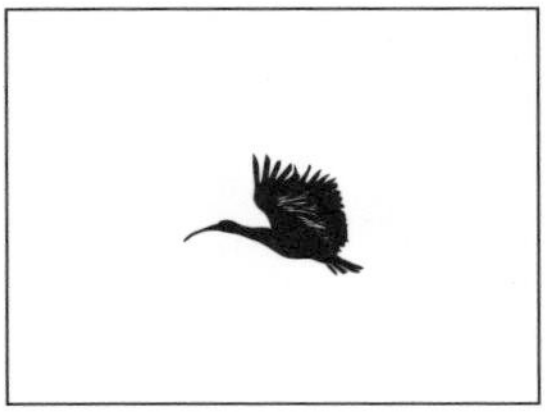

P55下　朱鹮

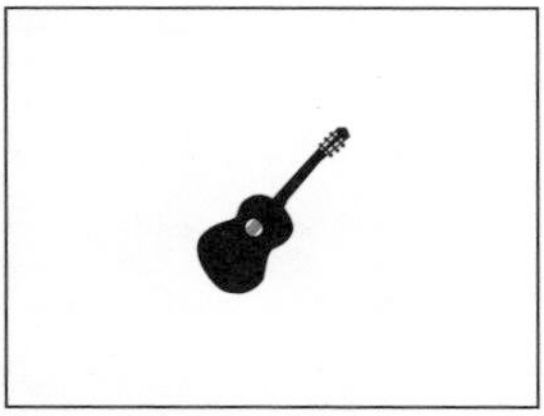

P51上　吉他

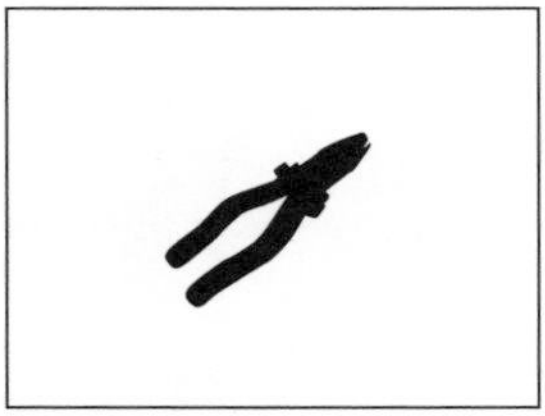

P53下　钳子

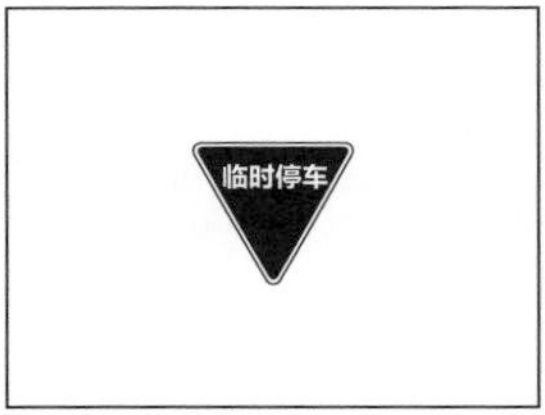

P56上　临时停车

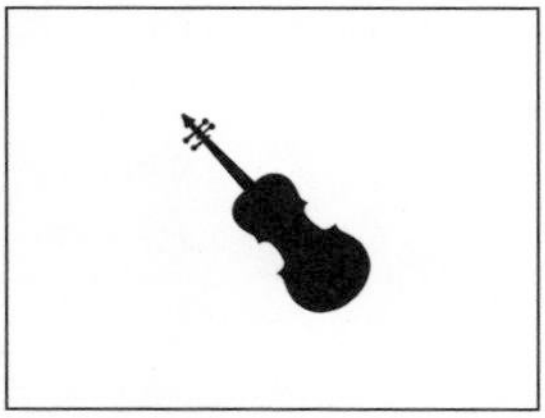

P51下　小提琴

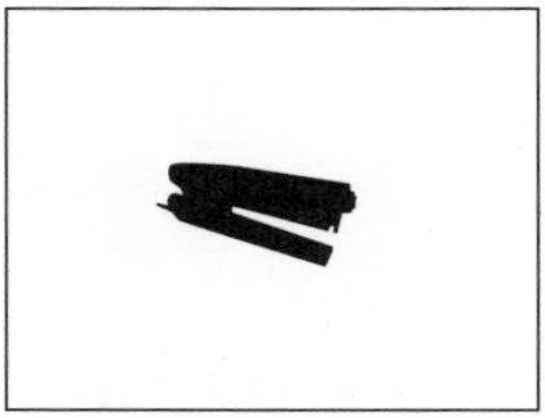

P54上　订书机

P56下　行人可以通行

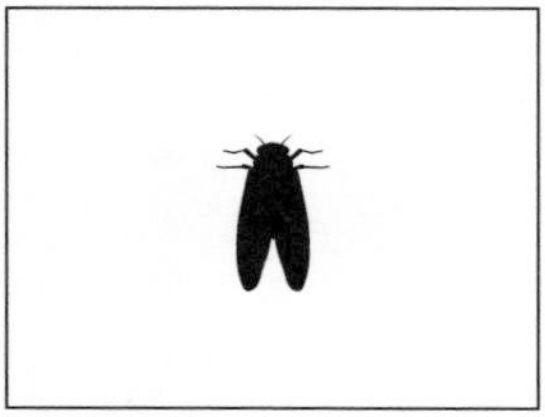

P52上　蝉

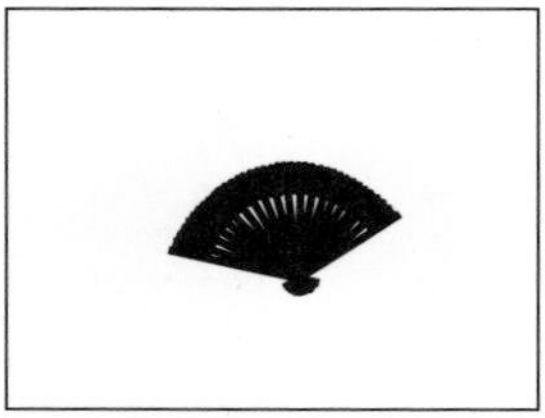

P54下　扇子

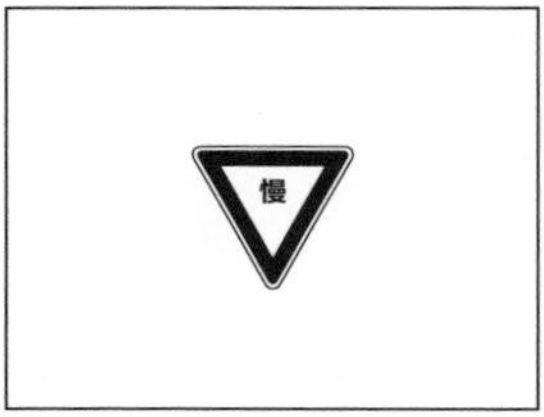

P57上　慢行

P57下　行人可以通行

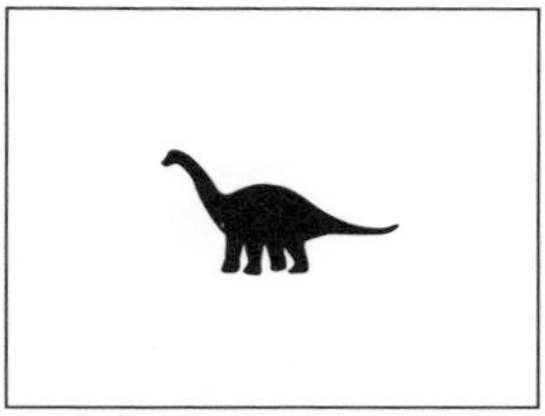
P60上　雷龙

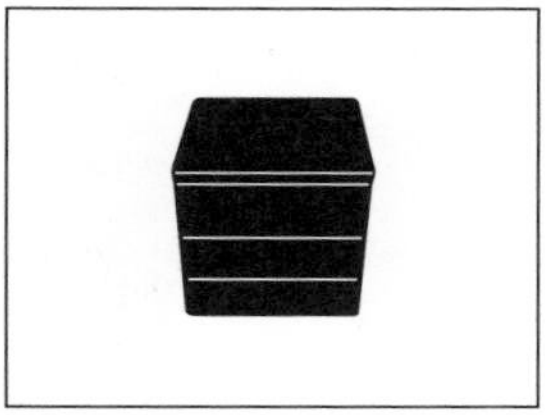
P62下　重箱

P58上　自行车可以通行

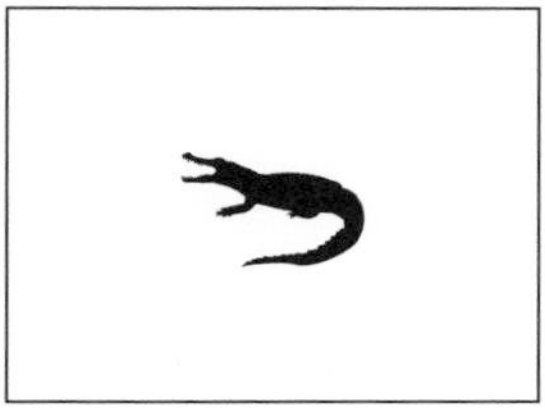
P60下　鳄鱼

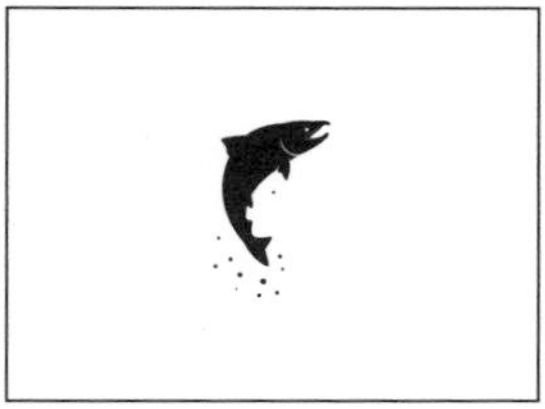
P63上　鲑鱼

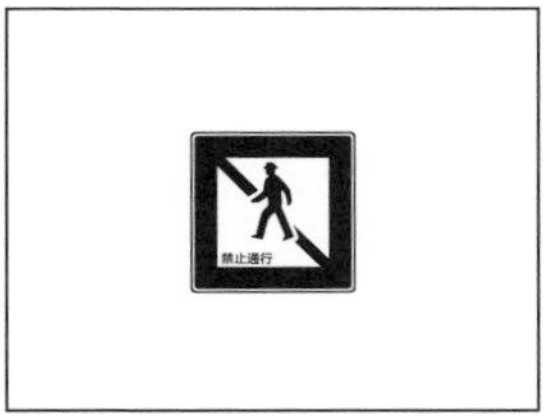

P58下　禁止通行

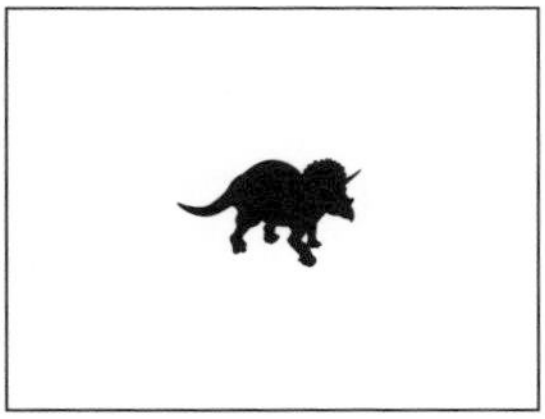
P61上　三角龙

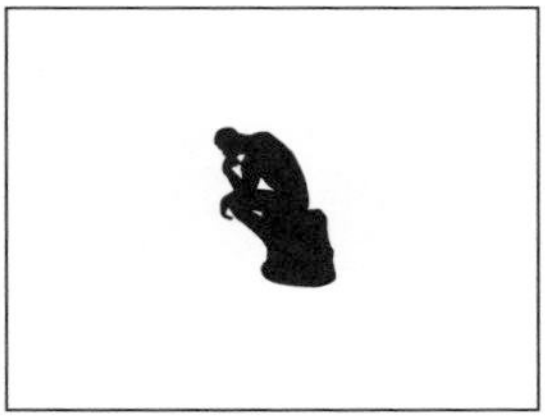
P63下　思考者

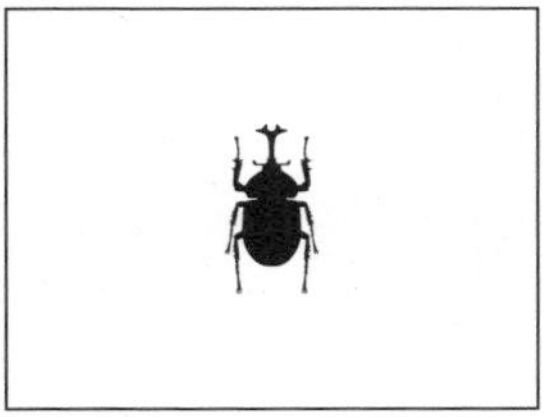
P59上　双叉犀金龟

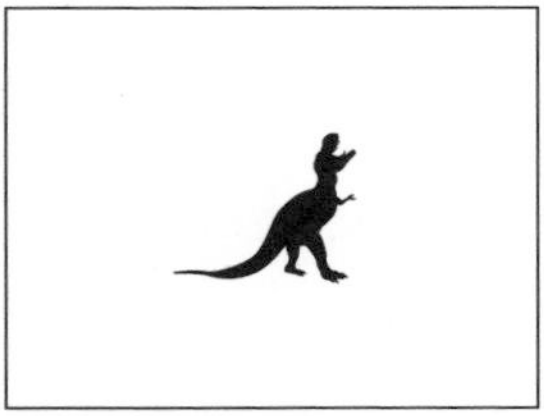
P61下　霸王龙

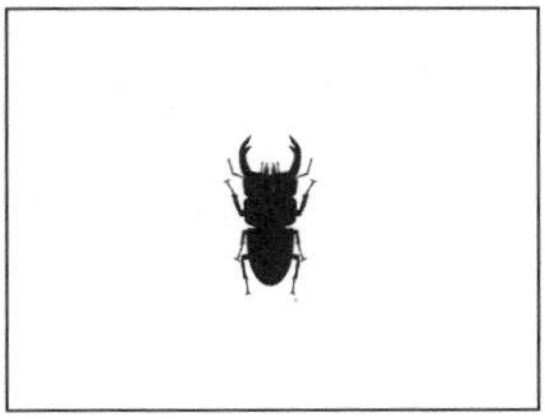
P59下　锹甲虫

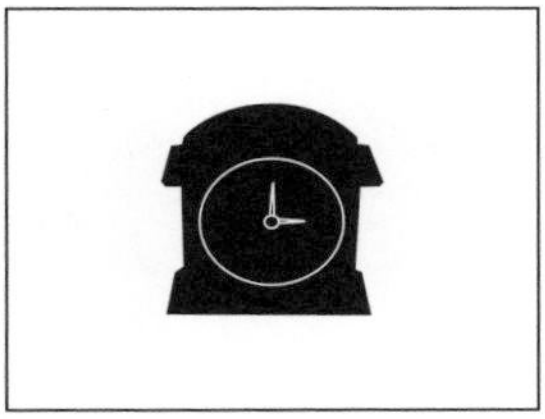
P62上　时钟

第5部分

简单易行的“双重残像”观看方法

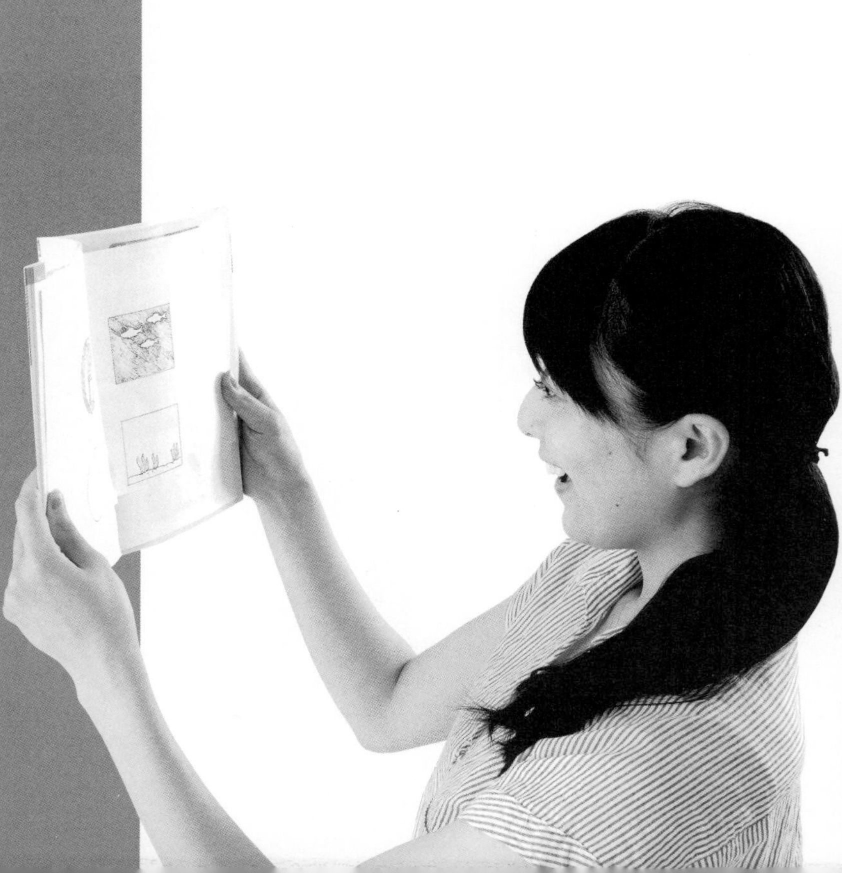

简单易行的“双重残像”观看方法

呈现出这样的视觉效果

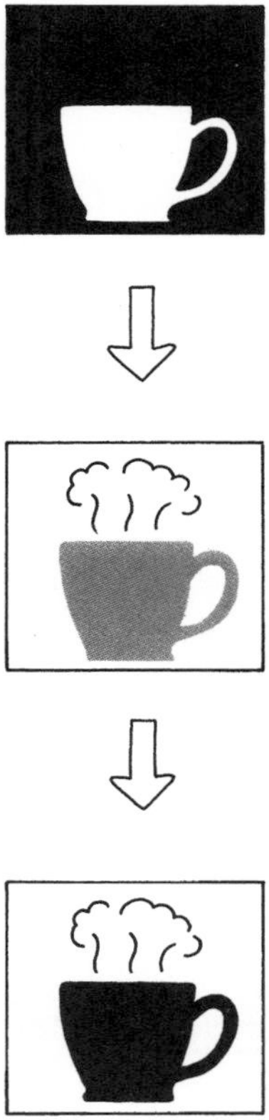

1 注视每页上方的插图，持续大约30秒。在此过程中，请尽量不要移动眼睛，专注于看插图的中心部分。

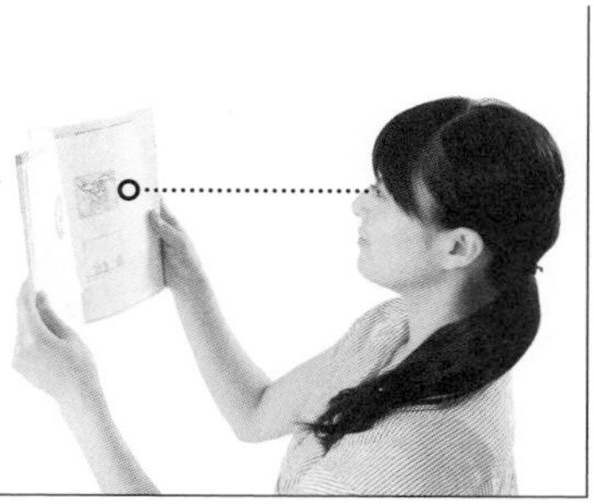

2 请将目光转移到下方的插图上，并凝视它。在此过程中，请保持眼睛不动，注视插图的中心部分。

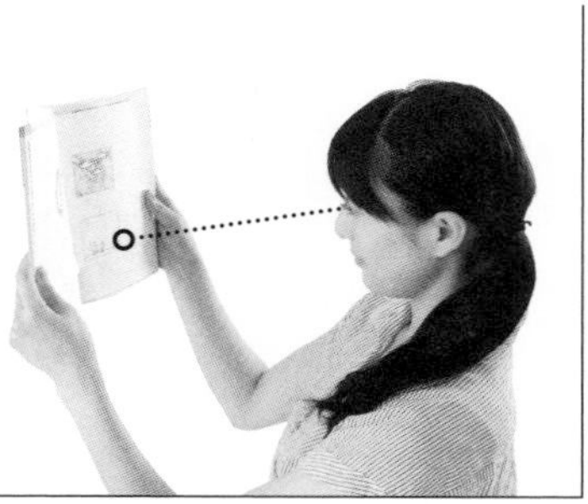

3 这样，你应该能够在下方的插图中看到上方插图的内容（以黑白反转的状态呈现）。

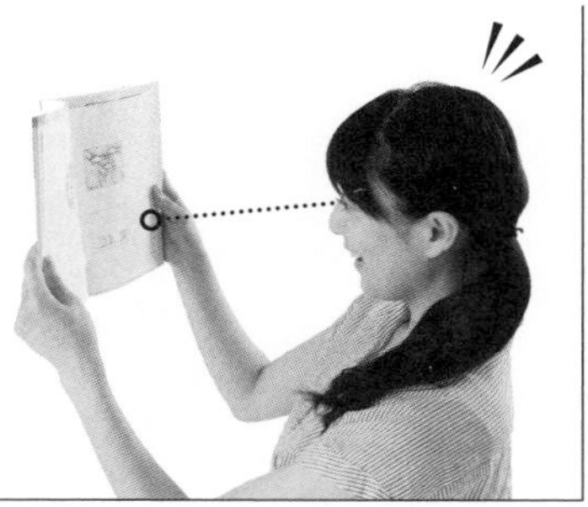

【注意】※对于难以捕捉到这一现象的人，请尝试增加注视插图的时间。

“双重残像”

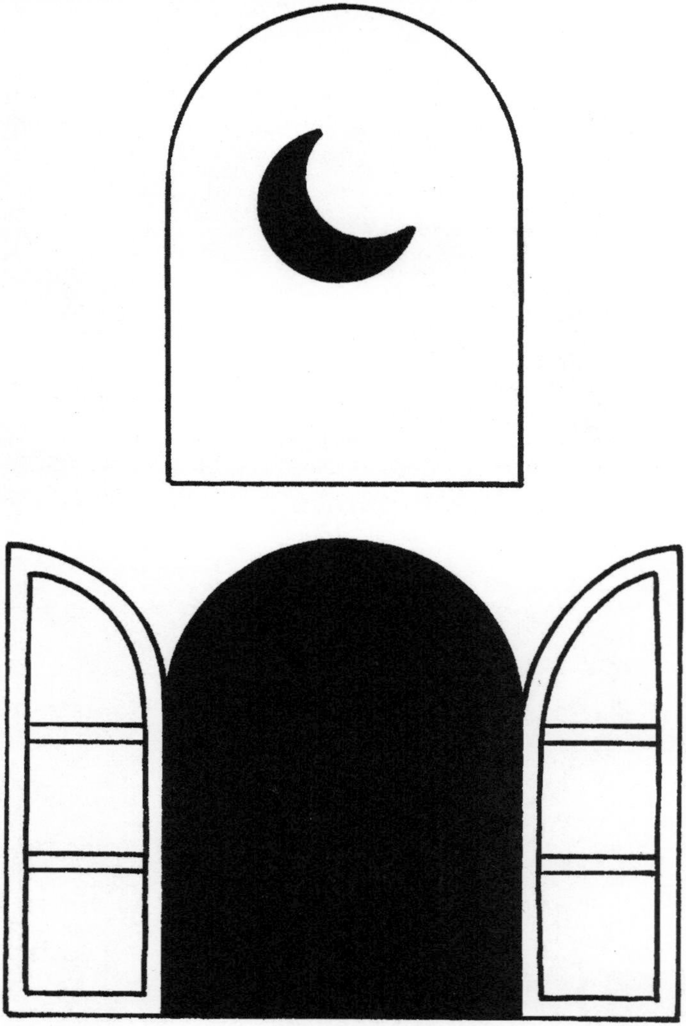

画面上有一轮新月和一扇敞开的窗户。
首先，注视新月大约30秒，然后将目光转向窗户。
你会发现，新月似乎悬浮在透过窗户可见的夜空之中。

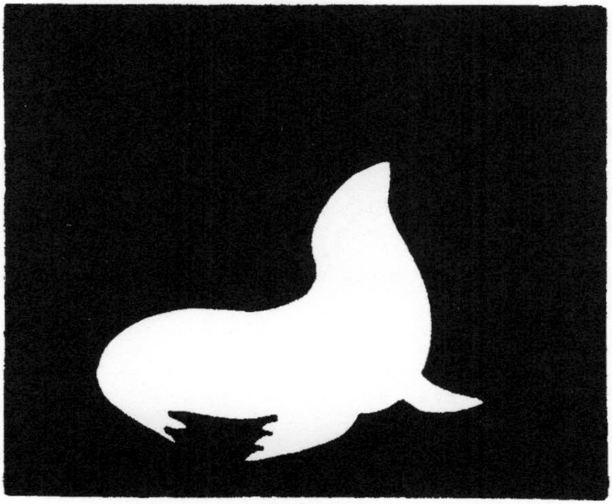

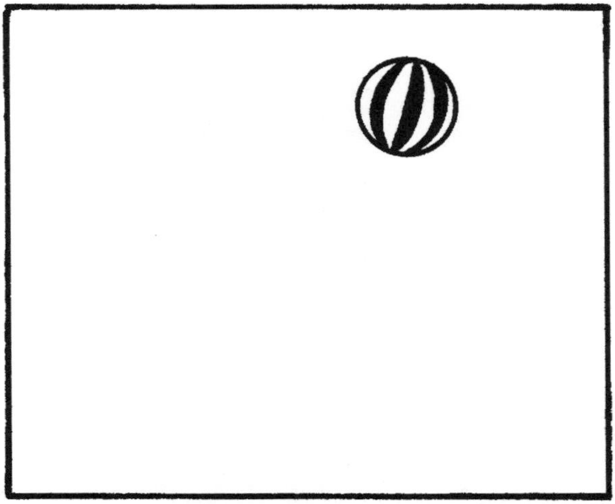

画面中有一只海豹和一个沙滩球。
首先，注视海豹大约30秒，然后将目光转向沙滩球。
你会发现，海豹好像把沙滩球顶在鼻尖上一样。

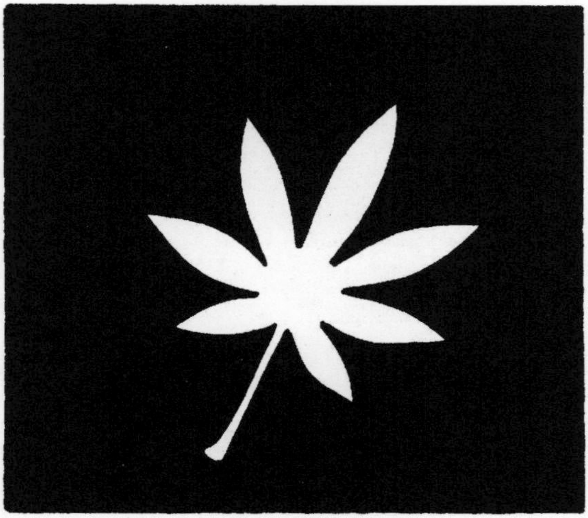

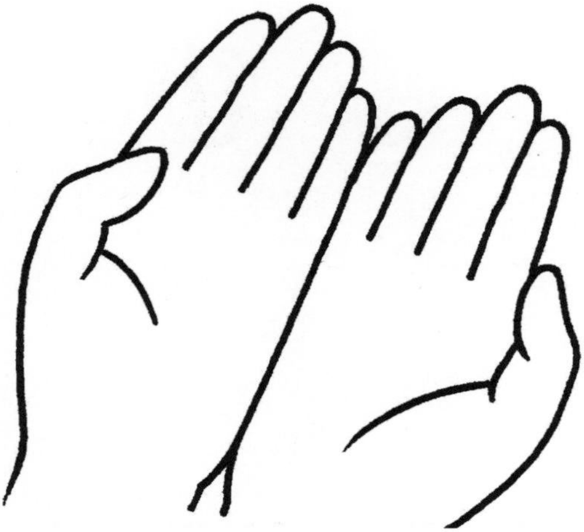

画面中有一片树叶和一双摊开的手掌。
首先，注视树叶大约30秒，接着将目光转向手掌。
你会发现，树叶似乎飘落到了手掌上。

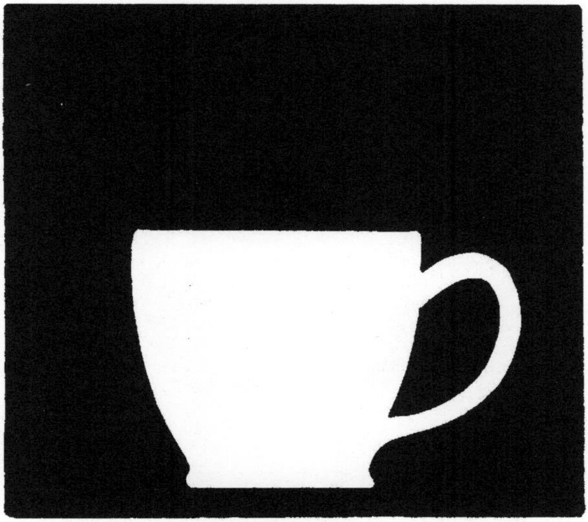

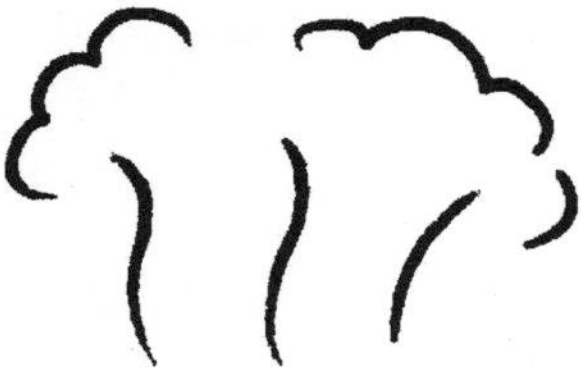

画面上有一个杯子和升腾的热气。
首先，注视杯子大约30秒，然后将目光转向热气。
你会发现，热气就像是从杯子里缓缓升起的。

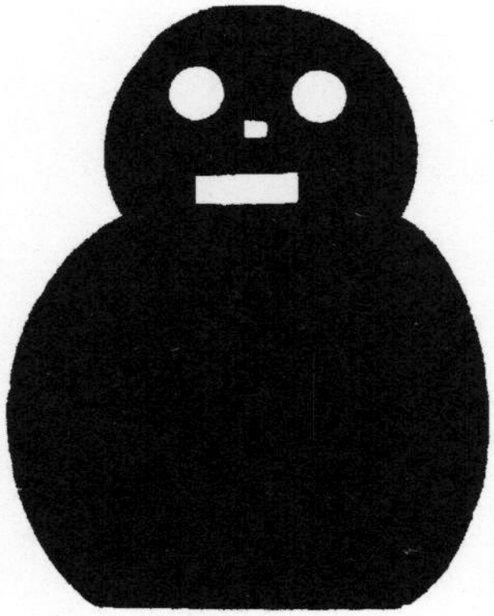

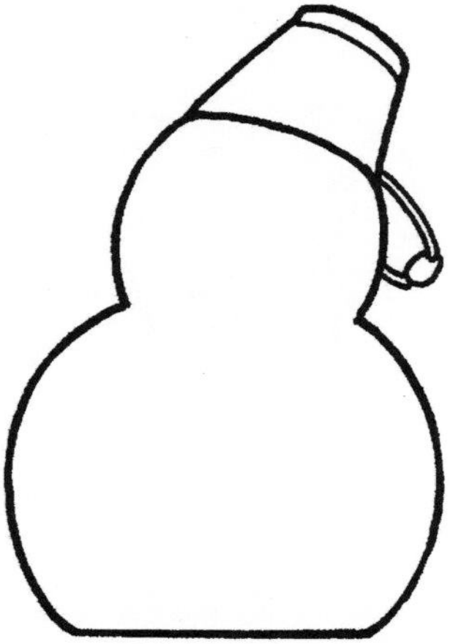

画面中有一个漆黑的雪人和一个没有脸的白雪人。

首先，注视漆黑的雪人大约30秒，然后将目光转向没有脸的白雪人。

你会发现，白雪人似乎被赋予了一张面孔。

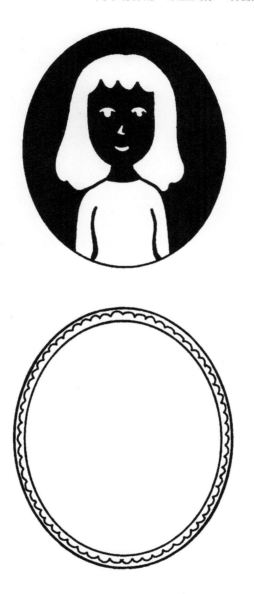

画面中有一位美丽的女士和一面镜子。

首先，注视这位女士大约30秒，然后将目光转向镜子。

你会发现，在镜中看到一位肌肤白皙、黑色头发的女士的影子。

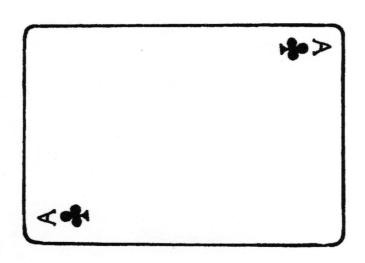

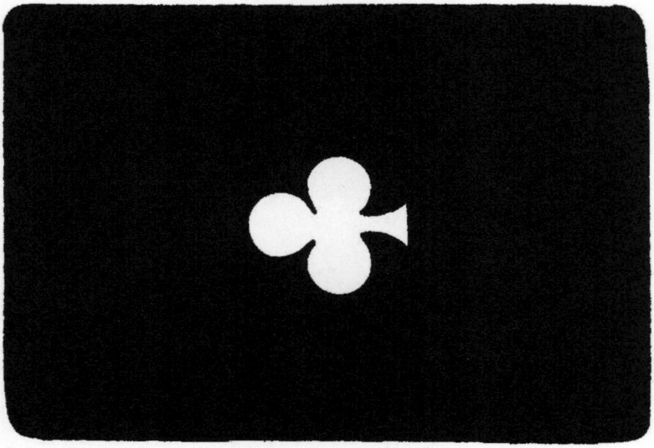

画面中有一个梅花图案和一整张扑克牌。

首先，注视这个梅花图案大约30秒，然后将目光转向整张扑克牌。

你会发现，梅花图案仿佛进入了扑克牌之中。

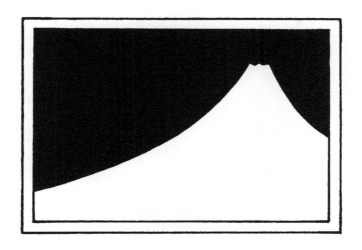

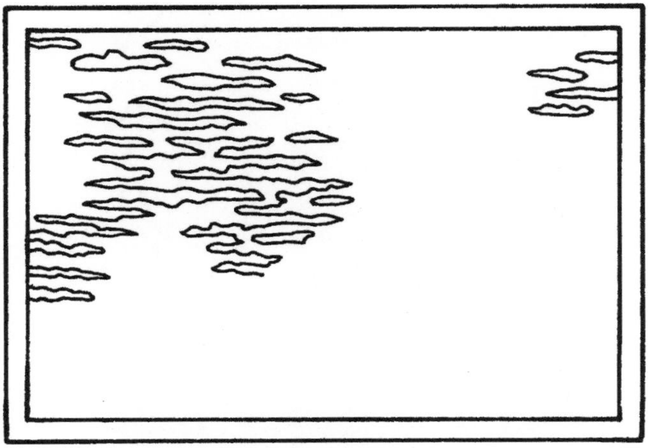

画面中有一幅富士山的图片和一些云。
首先，注视富士山的图片大约30秒，然后将目光转向云图。
你会发现，富士山仿佛映入了云之中。

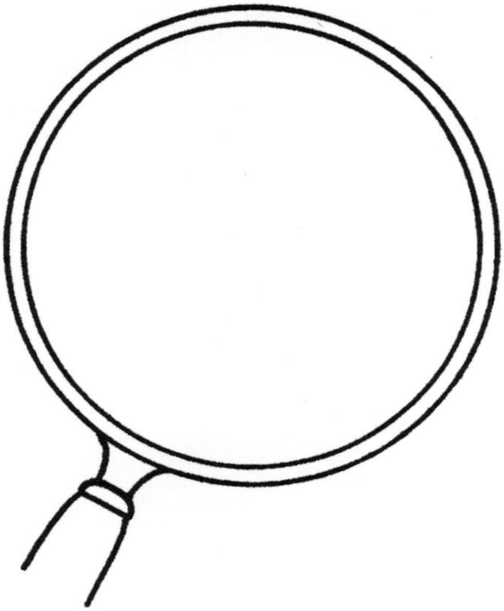

画面中有一只蝴蝶和一个放大镜。

首先，注视蝴蝶大约30秒，然后将目光转向放大镜。

你会发现，蝴蝶仿佛进入了放大镜之中。

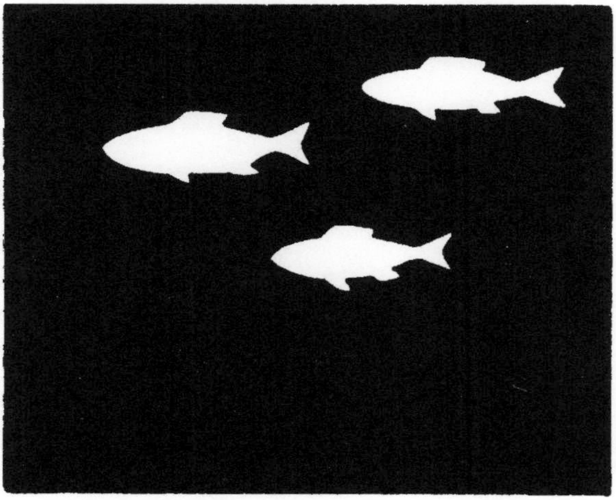

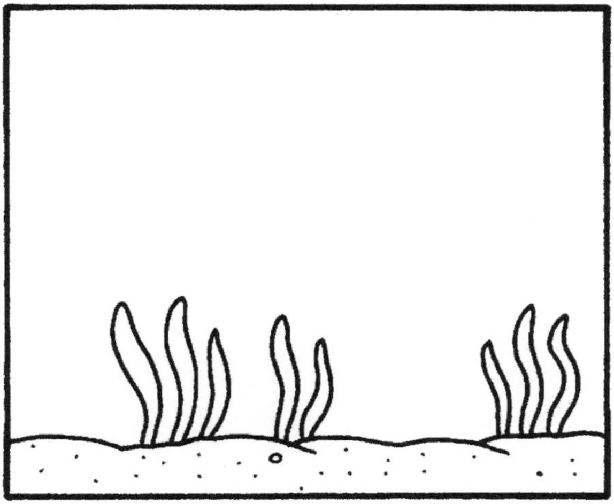

画面中有鱼和水族箱。

首先，注视鱼大约30秒，然后将目光转向水族箱。

你会发现，鱼好像在水族箱里游动。

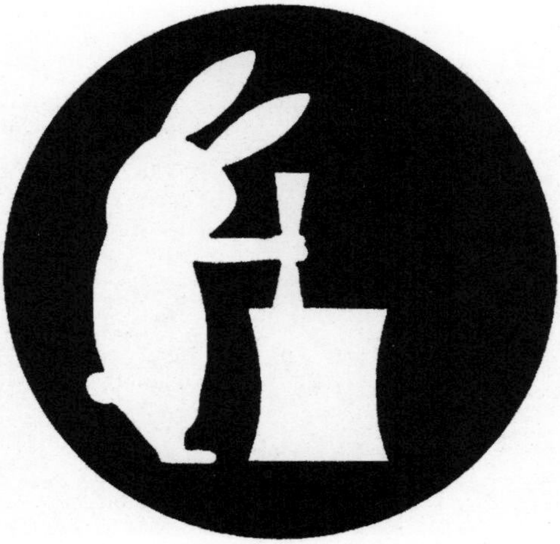

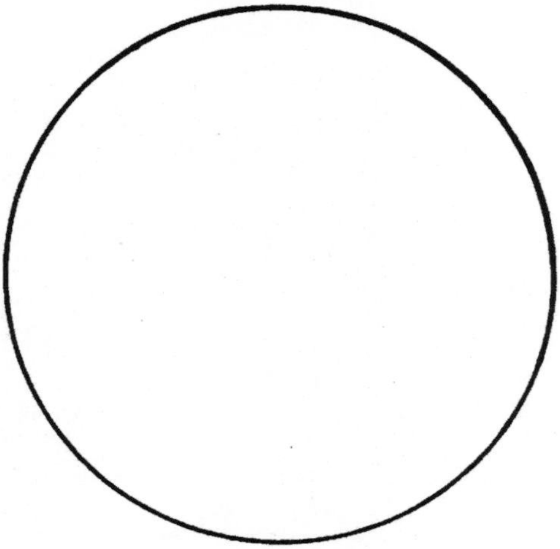

画面中有一只兔子和一轮明月。

首先，注视兔子大约30秒，接着将目光转向月亮。

你会发现，月亮上似乎有兔子。

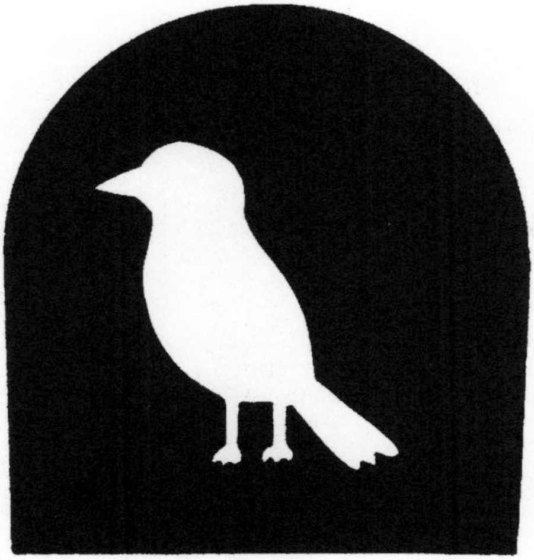

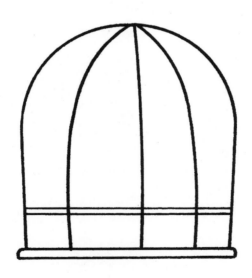

画面中有一只小鸟和一个鸟笼。
首先，注视小鸟大约30秒，然后将目光转向鸟笼。
你会发现，小鸟仿佛在鸟笼中鸣叫。

“双重残像”答案

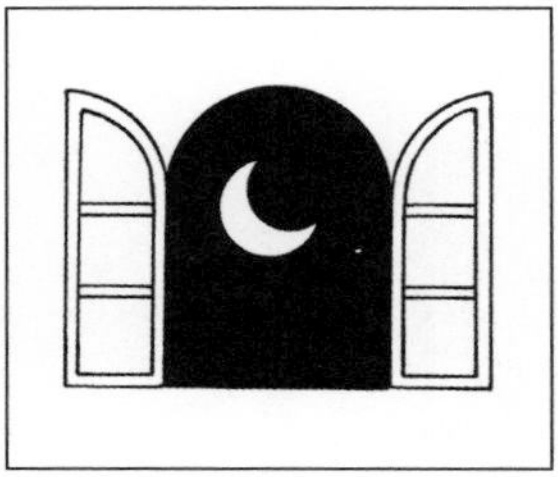

P70　窗外的新月

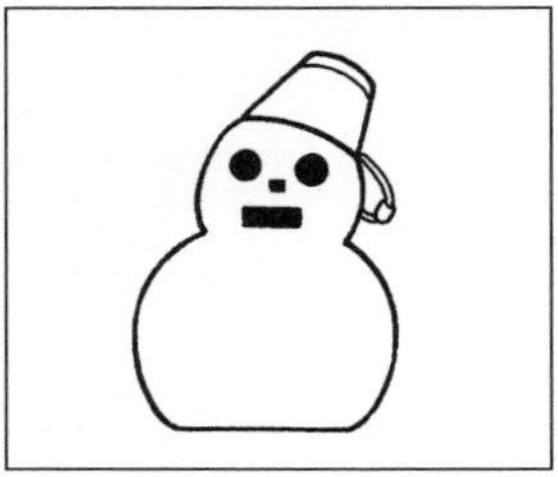

P74　雪人

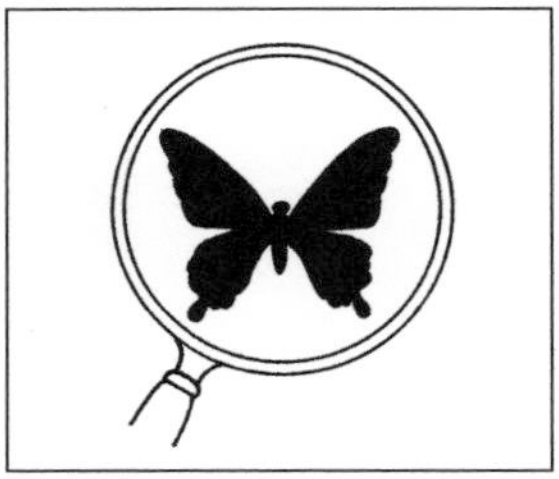

P78　用放大镜看蝴蝶

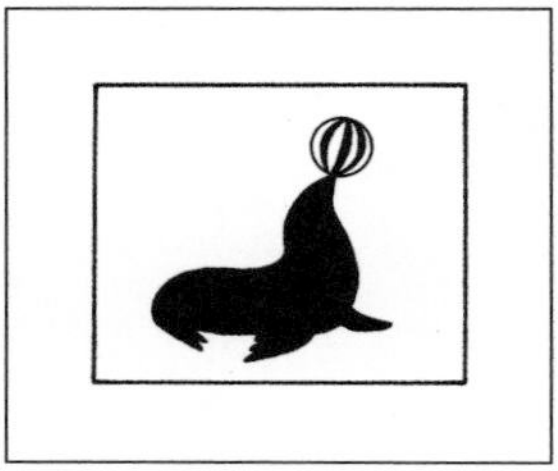

P71　海豹和沙滩球

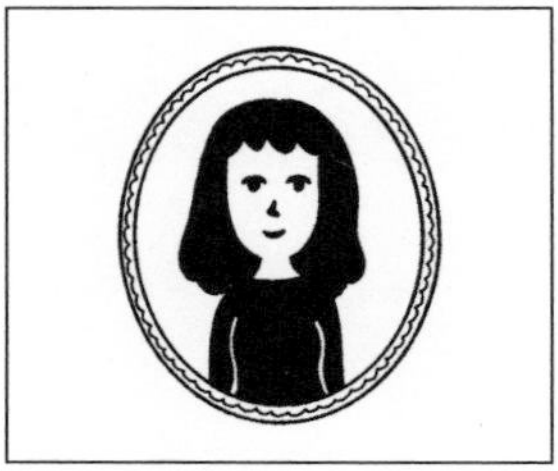

P75　镜中的美女

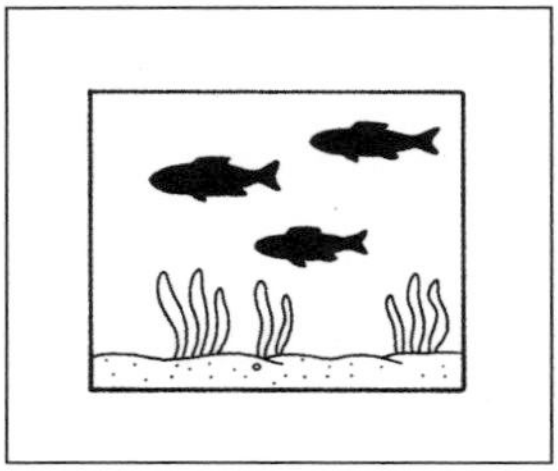

P79　水族箱中的鱼

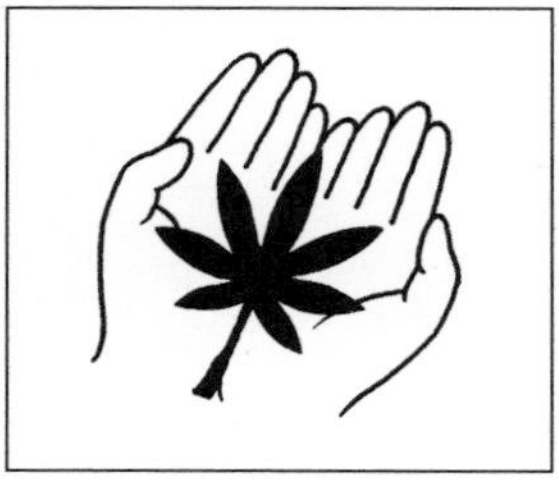

P72　手掌中的树叶

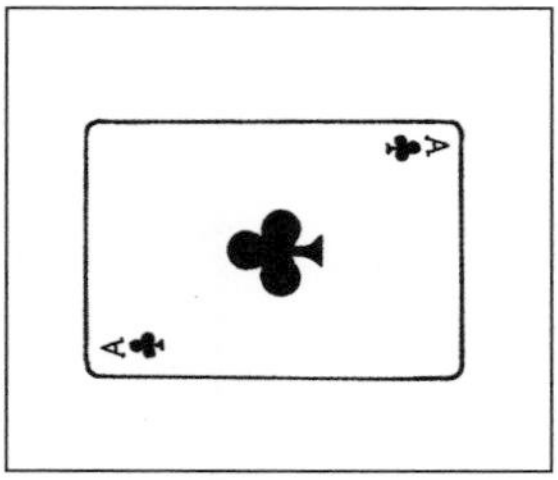

P76　梅花A扑克牌

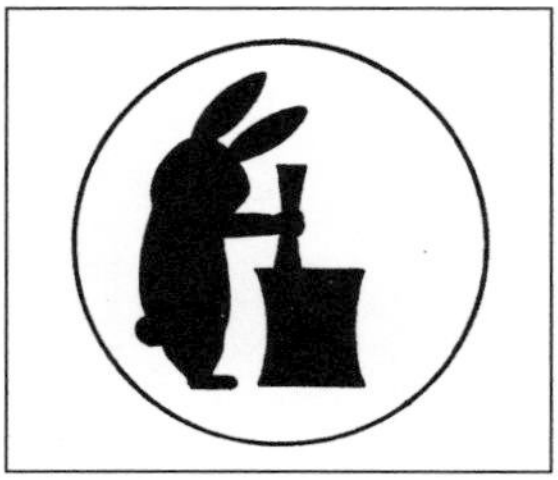

P80　月亮和兔子

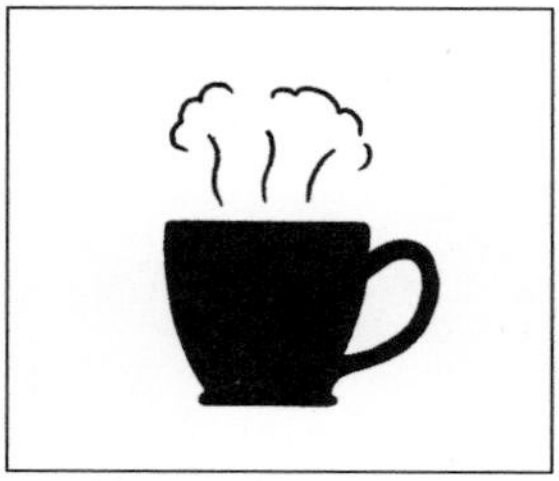

P73　杯子和热气

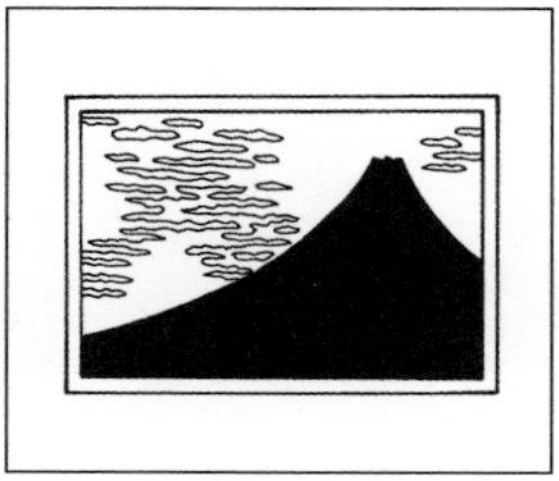

P77　映入云中的富士山

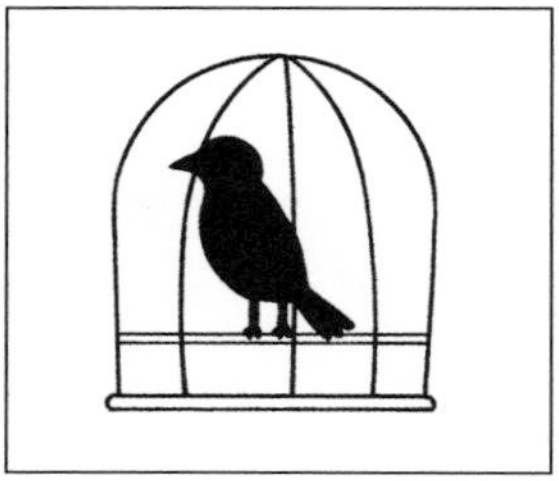

P81　鸟笼中的小鸟

话题 ❶

超声波视力恢复治疗旨在缓解视神经和眼部肌肉的紧张，以促进视力的恢复。它与白内障和青光眼的改善紧密相关

视力恢复的“健康”专题采访小组

随着年龄的增长，视力会逐渐下降，而长时间进行阅读、观看电视、使用手机或操作计算机等活动，也会显著加剧这一过程。这些活动会使视神经和眼肌持续处于紧张状态，进而影响到眼部的血液循环，最终导致视力下降，这是一个难以避免的问题。

为了防范这类问题，我们需要注意让眼睛休息，比如适度使用手机和电视。然而在当下社会，这样的建议可能难以实行。

接下来，重要的是要经常舒缓疲劳的眼睛。其实可以使用超声波理疗促进视力恢复。在日本，许多人都在尝试这样做。

当将超声波视力恢复仪置于眼睑上方时，它会产生每秒24 000次的微弱超声波振动，这些振动能够传递到眼睛深处的睫状肌、视网膜、视神经等组织。这种刺激可以使眼睛的肌肉和视神经的紧张得到缓解，从而改善眼球的血液循环。这样，眼睛的对焦调节能力会增强，视网膜的分辨率会提高，从而有助于视力恢复以及预防和改善眼病和眼疲劳。（日本眼科专家森田先生）

自1965年起，超声波视力恢复仪就已经作为眼科医疗设备得到了官方认证，并且人们期待未来它能够带来以下效果。

① 改善用于调整焦距的睫状肌的紧张和僵硬。

② 促进房水的生成和循环，从而改善眼部血液循环、淋巴液流动和眼内压力。

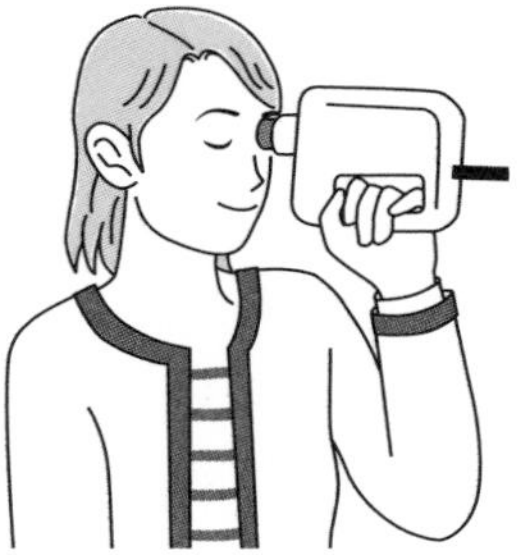

③提高眼球内的电位，增加视网膜的分辨率。

④缓解眼疲劳，缓解视神经的紧张。

在日本超过50万的用户中，许多人因为使用超声波视力恢复仪而受益，其不仅对近视、老花眼、眼疲劳、干眼症、飞蚊症等有改善作用，而且对于预防白内障和青光眼也有所帮助。

“在使用超声波投射的过程中，人们不会感到热或不适刺激，因此我希望从小孩到老年人各个年龄都能放心地尝试。”（日本眼科专家森田先生）

话题 2

巴西莓被誉为“奇迹之果”，有助于防止眼睛老化，大幅度改善青光眼、白内障、糖尿病性视网膜病变、黄斑变性！

医学博士　药剂师　大熊哲汪

为了预防眼睛老化和眼病，从营养方面进行护理也非常重要

随着年龄的增长，中老年人的眼睛功能往往会因老化而逐渐下降，容易出现眼疲劳、眼分泌物增多等不适。老花眼和白内障是每个人都可能遇到的眼部老化现象。然而，在随着年龄增长而增多的眼病中，也存在许多可能引起失明的严重疾病，因此需要格外小心。这些严重的眼病包括青光眼、糖尿病性视网膜病变和黄斑变性。

青光眼是由眼压升高等原因引起的，会导致视网膜细胞和视神经受损，视野变窄的疾病。它是导致日本成年人失明的第一大原因。

糖尿病性视网膜病变是导致日本成年人失明的第二大原因。其根本原因在于持续的高血糖水平会导致视网膜的毛细血管受损，从而导致视力下降。

黄斑变性是一种影响视网膜中心区域——黄斑区的眼病，它会使得患者视野的中央部分变得模糊不清。在

日本，这种疾病的患者数量急剧增加，已经成为成年人失明的第四大原因。同样，白内障如果不加以治疗，也存在失明的风险，因此绝不能掉以轻心。

由于这些眼病的发展通常是缓慢且渐进的，人们往往难以察觉。因此，定期进行眼部健康检查，努力实现早期发现和治疗是非常重要的。

此外，我们强烈建议在日常生活中从营养方面进行护理。特别是一种水果——巴西莓，它被认为是有助于维护眼部健康的水果，应当成为我们饮食的一部分。

巴西莓是原产于拉美地区的一种棕榈树的果实。在当地，它作为滋补强身食品有着数百年的历史。近年来，巴西莓作为“视力增强果”，在全球范围内逐渐受到关注。

巴西莓增强视力最主要的原因是其抗氧化成分“花青素”的含量异常丰富，这种成分能有效去除导致老化和疾病的元凶——自由基。

在100克巴西莓中含有414毫克花青素，这在水果中属于顶级水平。这是众所周知对眼睛有益的蓝莓中花青素含量的大约4.6倍。此外，其抗氧化能力，即清除自由基的能力也非常强大。已知其抗氧化能力指数（ORAC）值是蓝莓的11倍以上。

具有强大的抗氧化作用，保护眼部组织和血管

巴西莓中所含的花青素被认为通过以下三个要点对眼睛发挥作用。

第一，花青素能够清除眼睛的视网膜和晶状体中的自由基，从而防止眼睛老化。自由基与眼睛的老化和疾病有着密切的关系，例如，青光眼是视网膜受到自由基损害的原因之一，白内障则是因为晶状体受到自由基的损害。花青素是一种强大的抗氧化物质，能够清除自由基，因此可以预防这些损害。

第二，花青素能够清除眼内毛细血管产生的自由基，从而有助于维持眼内毛细血管的通畅，这些毛细血管可能因年龄增长而变得脆弱和容易堵塞。如果眼部血液循环得到改善，疲劳的眼睛也更容易恢复。

第三，它促进了名为“视紫红质”的光传感器的再

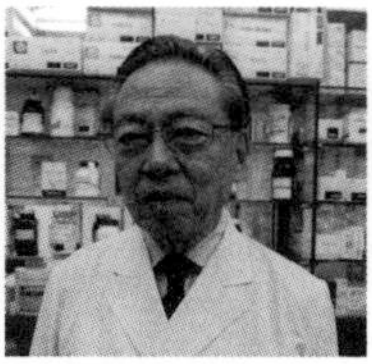

大熊先生简介

1969年，大熊先生毕业于昭和药科大学药学部，并留校担任助理。之后，他在东邦大学医学部深造，获得了医学博士学位；曾任北信综合医院肿瘤研究设施研究员、津村株式会社研究部部长。在此期间，他专注于研究植物成分的抗癌效果、免疫功能，以及人体内氧化应激的机制。

巴西莓与其他水果的ORAC值比较（每克含量）

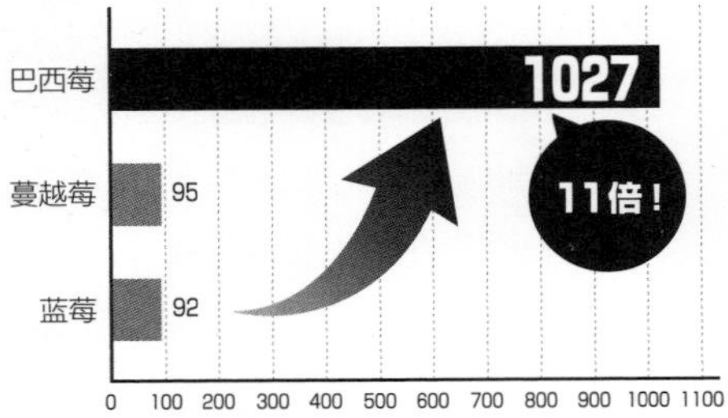
巴西莓
1027
11倍！
蔓越莓
95
蓝莓
92
0 100 200 300 400 500 600 700 800 900 1000 1100

ORAC值是衡量食物抗氧化能力的一个指标，它反映了食物吸收和中和自由基的能力。数值越高，表示其抗氧化作用越强。根据这个指标，巴西莓的抗氧化能力大约是蓝莓的11倍。

合成，这种光传感器负责将视觉信息传递给大脑，这种作用有助于保持良好的视力。

通过这些效果，不仅可以预防和改善眼睛老化和眼病，而且还被认为可以提高视力。

更令人高兴的是，巴西莓中所含的花青素在进入体内后20~30分钟就能被吸收进入血液，并且具有迅速到达眼内毛细血管和视网膜等部位的特性。

自由基是在人类进行生命活动过程中必然会产生的物质，也会因接受紫外线而产生。眼睛由于始终暴露在紫外线下，因此是一个容易产生自由基的器官。为了预防眼睛老化和眼病、保持清晰的视力，摄入具有高效清除自由基能力的巴西莓是一个不错的选择。

巴西莓对眼病有三大益处

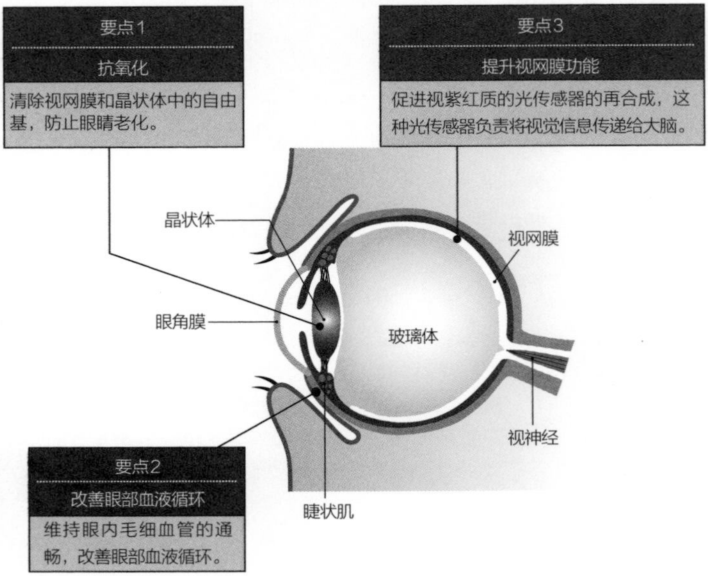
要点1
抗氧化
清除视网膜和晶状体中的自由基，防止眼睛老化。
要点3
提升视网膜功能
促进视紫红质的光传感器的再合成，这种光传感器负责将视觉信息传递给大脑。
晶状体
视网膜
眼角膜
玻璃体
视神经
睫状肌
要点2
改善眼部血液循环
维持眼内毛细血管的通畅，改善眼部血液循环。